L'héritage du nudisme

depuis Kienné de Mongeot

Mouvement des savoirs

Collection dirigée par Bernard Andrieu

L'enjeu de la collection est de décrire la mobilité des Savoirs entre des sciences exactes et des sciences humaines. Cette sorte de mobilogie épistémologique privilégie plus particulièrement les déplacements de disciplines originelles vers de nouvelles disciplines. L'effet de ce déplacement produit de nouvelles synthèses. Au déplacement des savoirs correspond une nouvelle description.

Mais le thème de cette révolution épistémologique présente aussi l'avantage de décrire à la fois la continuité et la discontinuité des savoirs : un modèle scientifique n'est ni fixé à l'intérieur de la science qui l'a constitué, ni définitivement fixé dans l'histoire des modèles, ni sans modifications par rapport aux effets des modèles par rapport aux autres disciplines (comme la réception critique, ou encore la concurrence des modèles). La révolution épistémologique a instauré une dynamique des savoirs.

La collection accueille des travaux d'histoire des idées et des sciences présentant les modes de communication et de constitution des savoirs innovants.

Déjà parus

Bernard ANDRIEU et Simon RAMBAUD (dir.), *L'architecture des Staps. Quatre-vingt-dix ans rue Lacretelle*, 2018.

Laurence JEAN, *Mon chat chez Lacan*, 2018.

Bernard ANDRIEU, Philippe POMAR, Florent DESTRUHAUT et Emmanuelle VIGARIOS, *Visages hybrides. Vers une anthropologie de la prothèse,* 2018.

Odile GIRARDIN-GANTIER, *D'autres limites à la prison, Comment l'Art-thérapie peut aider à supporter le monde carcéral*, 2018.

Éric DUGAS (dir.), *Les violences scolaires d'aujourd'hui en question. Regards croisés et altérités*, 2018.

Alessandro PORROVECCHIO, Gabriele DI FRANCESCO et Joël LADNER (dir.), *Etudiants : acteurs de leur santé ?, Regards pluridisciplinaires,* 2017.

Bernard ANDRIEU et Cyril THOMAS (dir.), *Entre les corps, Les pratiques émersiologiques aujourd'hui (cirque, marionnettes, performance et arts immersifs)*, 2017.

Julien WOLGA

L'héritage du nudisme

depuis Kienné de Mongeot

L'Harmattan

5-7, rue de l'École-Polytechnique, 75005 Paris
http://www.editions-harmattan.fr
ISBN : 978-2-343-15624-8
EAN : 9782343156248

Ce livre n'aurait pu voir le jour sans le concours de personnes que je ne peux toutes citer ici ; néanmoins, je souhaite nommément remercier :

- Michel Pivert[1] pour m'avoir ouvert ses archives du mouvement naturiste, dans lesquelles j'ai abondamment puisé et modestement contribué ;

- Sahra Djellal qui m'a amoureusement encouragé, accompagné et soutenu tout au long de sa rédaction ;

- Marion Goumard Landais pour son amicale et précieuse relecture, fluidifiant considérablement mes formulations arborescentes et alambiquées ;

- Bernard Andrieu qui m'a bienveillamment proposé l'édition de mon travail et conseillé dans sa remise en forme.

Un grand merci également à toutes les personnes qui, d'une manière ou d'une autre, m'ont soutenu, encouragé et stimulé dans mes recherches, par leur affection, leurs questions ou leurs objections, me poussant toujours à affiner ma compréhension du sujet et ma manière de le partager.

[1] Ancien responsable de l'Union des jeunesses naturistes, ancien rédacteur en chef de *La Vie au Soleil,* Président-fondateur de l'ANEP (Association Naturienne pour l'Épanouissement et la Plénitude de la Vie - http://vivredabord.blogspot.fr/). J'ai pu numériser et mettre en ligne quelques livres, revues et extraits issus de sa collection sur le blog de l'association créé pour l'occasion.

Introduction

"[Tout comme "l'habit ne fait pas le moine",]
la nudité de la chair ne fait pas le nudiste.
Seule la nudité de l'esprit le fait.
Et bénéfiquement en le libérant".

(Marcel Kienné de Mongeot, *La Révolte des Sexes*)

Contrairement aux idées reçues, le nudisme ne consiste pas à être nu, tout le temps, partout. En revanche, à travers la réhabilitation de la nudité, il est avant tout un questionnement sur notre identité et notre nature, notre comportement relationnel et notre culture. Partant d'une démarche de santé du corps, de l'âme et de l'esprit, il débouche inévitablement sur des considérations d'ordre philosophique et spirituel, impliquant des prises de position particulières, souvent à rebours de nos habitudes culturelles.

L'idée de "militer" pour la nudité peut paraître, pour beaucoup de personnes, complètement futile. Effectivement, si la nudité ne posait aucun problème, prendre le parti de la défendre n'aurait absolument aucun intérêt.

Justement : c'est précisément parce qu'une chose aussi simple et naturelle, donc "insignifiante" *a priori*, pose problème, qu'elle devient une question intéressante…

Comment se fait-il qu'elle puisse susciter d'aussi vives réactions émotionnelles telles que l'anxiété, l'agressivité, et en même temps une si forte fascination ?

Et pourquoi la loi l'interdit et la pénalise-t-elle[2] encore aujourd'hui ?

Ces questions seront l'axe de réflexion de ce livre, car entre les recherches qui ont pu avoir lieu à son sujet par le passé, d'ailleurs pratiquement oubliées aujourd'hui, et celles qui peuvent s'ajouter à ce *corpus* déjà important, il y a beaucoup à dire...

Toutefois, la nudité est moins un "sujet/objet" en soi[3] qu'une porte ouvrant sur énormément d'autres domaines de la vie humaine, à commencer par la physiologie, conduisant jusqu'à une certaine forme de spiritualité, en mettant le doigt sur d'importantes questions d'ordre psychologique et sociologique...

La nudité physique qui, bien qu'étant notre "nature", n'est plus notre "norme" quotidienne, nécessite aujourd'hui un "déshabillement" pour se vivre à nouveau comme il se devrait. De la même façon, le nudisme propose un cheminement intellectuel à contre-courant de nos habitudes socioculturelles "constructives" et nécessite un "déshabillage" desdites habitudes :

Le nudisme auquel je vais m'intéresser est initialement issu d'une recherche médicale dite "naturiste", qui est née et s'est développée dans les années de l'entre-deux-guerres, en réaction à la première, et malheureusement

---

[2] Techniquement, nous sommes (en France en tout cas) dans un flou juridique qui ne condamne que l'exhibition sexuelle, sans préciser de quoi elle relève réellement, laissant à interprétation son assimilation à la nudité ou non. Cependant, au moment même où s'écrit ce livre, des évolutions positives semblent être en cours...

[3] Son étymologie tend plus à désigner une absence qu'une matérialité, un dépouillement qu'un état de complétude naturelle. Cette définition "en négatif" n'exclut pourtant pas un sens plus positif et n'en reste pas moins pleine de sens, ce que je vais tenter de développer dans ce livre.

“cassée” par la seconde. Le mouvement persistera malgré tout, continuera même à se développer “matériellement”, mais sera malheureusement et progressivement frappé d’une certaine amnésie quant à ses fondements et sa raison d’être...

L’objet de ces pages est donc de mettre à disposition une synthèse proposant dans un premier temps une “restauration” de cette pensée oubliée (et sous-estimée !), suivie d’une poursuite de la réflexion appuyée sur des éléments que les pionniers n’avaient pas encore à leur disposition…

Le but de ce livre n’est pas de présenter une exhaustivité historique (d’autres ouvrages existent déjà à ce sujet), mais, au contraire, de sélectionner les éléments les plus pertinents à mon sens pour comprendre la profondeur de cette pensée nudiste, également appelée “gymnosophie”[4]...

1. Genèse d’une pensée…

L’histoire que je me propose de vous raconter voit naître le nudisme dans un contexte bien particulier, celui du “naturisme”, et en particulier du “naturisme intégral”.

Au départ, non seulement le naturisme ne se réduit pas à la question de la nudité, mais la nudité ne fait même pas encore partie de la réflexion naturiste, celle-ci touchant à un champ bien plus large. Il s’agit d’une optique particulière qu’il est nécessaire de bien comprendre pour cerner l’état d’esprit du nudisme.

---

[4] Du grec ancien *gymnos* = *nu* et *sophia* = *sagesse* : la “sagesse nue” ou la “sagesse de la nudité”.

Les notions de nature et de naturel peuvent revêtir plusieurs significations allant souvent dans le même sens, mais pouvant devenir contradictoires selon les circonstances. Aussi, il convient de préciser quel sens sera utilisé ici afin d'éviter toute confusion.

L'étymologie du mot nature désigne un ensemble de processus (suffixe -ure) relatif à la naissance (racine nat-).

Elle peut prendre tour à tour une connotation environnementale, écologique, "originelle" (parfois perdue ou révolue), ou encore un aspect intact, non transformé, non artificiel, et parfois une opposition à la culture ou à la civilisation.

Le naturisme s'intéresse quant à lui à un autre sens, celui qui caractérise "l'essence" des choses et assure leur santé.

2. Le corpus naturiste

Conscient de la dynamique d'équilibre et de la puissante capacité auto-régénératrice de la nature, *le naturisme consiste à chercher à comprendre nos fonctionnements naturels dans le but d'en satisfaire les besoins, ceci afin de maintenir ou rétablir notre santé.*

Il se compose premièrement d'une base hygiéniste visant à éviter de tomber malade. Comme cette hygiène n'est pas forcément évidente à mettre en place en totalité, elle peut alors être compensée par un complément "curatif"[5] reposant sur l'emploi exclusif d'éléments naturels.

---

[5] La cure (qui signifie initialement les "soins" en général) prend ici un sens de "nettoyage dépuratif", non seulement externe, mais plus encore interne.

2.1. L'hygiénisme naturiste

La notion d'hygiène, souvent restreinte à la seule notion de "propreté", couvre en réalité un champ bien plus étendu, complexe et subtil : comme son étymologie l'indique[6], l'hygiène touche à tout ce qui garantit la santé. Une démarche hygiéniste cherche donc à établir autant que possible un mode de vie général le plus sain possible afin de nous permettre de fonctionner correctement et d'éviter de tomber malades.

Cependant, la maladie y est comprise d'une manière très particulière : non pas comme un simple "dysfonctionnement", "faiblesse" de l'organisme ou causée par une attaque virale à combattre frontalement, mais bien au contraire comme un processus d'auto-guérison par élimination des toxines qui l'encombrent. Les symptômes aigus ont donc une fonction dépurative qui à la fois démontre le bon état du système immunitaire et alerte sur un mode de vie inapproprié générateur de déséquilibre.

La maladie étant "le corps qui se soigne", elle reste (du moins toujours en ce qui concerne les symptômes aigus) un signe de réactivité et donc de bonne santé de l'organisme.

Dans ses moyens d'action, l'hygiénisme naturiste a historiquement mis l'accent en premier lieu sur l'*alimentation* : ce que nous mangeons nous construit et nous apporte de l'énergie, mais ce que nous ingérons peut aussi nous empoisonner selon sa nature et sa quantité. Il convient donc de veiller à éviter aussi bien les carences que les excès en recherchant la nourriture la plus adaptée à notre organisme.

---

[6] Du grec ancien γιεινός, *hugieinós* ("bon pour la santé") dérivé de γίεια, *hugieia* ("santé").

Pour résumer très rapidement, toutes les "écoles" hygiéno-naturistes sont d'accord sur un point basé sur l'anatomie comparée et les expériences cliniques, à savoir que le système digestif humain, de par sa taille, sa forme, sa chimie, sa dentition etc., s'il est certes capable de s'accommoder à bien des régimes, reste néanmoins de type frugivore et donc globalement conçu pour une alimentation légère.

Le terme frugivore ne signifie pas que nous devons nous nourrir exclusivement de fruits ou de nourriture végétale. Il est au contraire "inclusif" et nous permet de mieux comprendre quels autres aliments nous sont profitables ; ceux qui, comme les fruits, sont faciles à digérer et génèrent peu de toxines, voire aucune, tout en complétant leurs apports. Les fruits de mer, et en particulier les coquillages, en sont un exemple parfait.

Bien évidemment, cet optimum alimentaire est confronté à des contraintes d'approvisionnement, principalement d'ordre géographique et climatique. Aussi le naturisme accepte bien logiquement les différents "palliatifs compensatoires" que nos générations ancestrales successives ont pu trouver pour survivre - et même vivre parfaitement bien !

Naturellement, tous ces aliments de second choix, tels que les féculents, les laitages, les chairs animales complexes et toute la gamme de transformations qu'ils peuvent subir (telles que la cuisson ou la fermentation), vont fatiguer et encrasser l'organisme. Leur digestion étant plus grande consommatrice d'énergie, et parfois de ressources internes, le naturisme veille à proposer des aménagements, et même des manœuvres de nettoyage interne[7], afin que ces pis-aller ne portent pas trop atteinte à notre santé.

---

[7] Certains préconisent par exemple le jeûne, plus ou moins strict, permettant de reposer l'organisme d'une part, et de libérer de l'énergie pour l'auto-nettoyage d'autre part.

Mais l'alimentation, si elle joue un rôle important dans notre santé, n'est pas le seul facteur de santé de l'organisme. L'*activité physique* en est un autre non négligeable.

Considérant que nous sommes une espèce à tendance nomade, ou ne serait-ce que semi-nomade (en tout cas aux déplacements réguliers, même sur de courtes distances), la sédentarité est jugée problématique et a pour conséquence l'atrophie de nos systèmes musculaire et osseux. Aujourd'hui, poussé à cette extrémité qu'est la quasi-immobilité qu'impliquent la plupart des activités que proposent notre civilisation, le nettoyage naturel interne favorisé par le mouvement n'est plus optimum. Contrairement à notre sang qui alimente nos cellules et qui est mû par les pulsations cardiaques, notre système lymphatique qui leur sert "d'égout", assurant ainsi leur propreté et donc tout autant leur bon fonctionnement, n'est quant à lui mis en mouvement par aucun muscle. C'est le mouvement général du corps, et donc l'activité physique, qui assure sa circulation.

Par ailleurs, la sédentarité sous-emploie cette précieuse capacité respiratoire et une remise en mouvement régulière assure une meilleure oxygénation de l'organisme et surtout une meilleure expulsion du gaz carbonique.

C'est suite à cette compréhension que les hygiénistes/naturistes préconiseront les sports, en particulier la gymnastique[8], mais compris dans une optique là encore bien particulière : il ne s'agit aucunement d'inciter à la performance, la concurrence, la spécialisation et encore moins à la professionnalisation.

[8] La gymnastique met étymologiquement l'accent sur la nudité car elle signifie "l'entraînement nu".

Ces optiques sont d'ailleurs formellement condamnées pour ce qu'elles ont d'usant et de contre-productif du point de vue de la santé. Le côté "spectacle" n'est admis que dans le but d'encourager chacun à s'y mettre à son tour.

Le but hygiéniste du sport est simplement de remettre le corps en activité suffisante afin de recouvrer sa pleine fonctionnalité.

Une grande attention est aussi portée sur le *sommeil*, et plus généralement le *repos* (incluant les phases de pause éveillées), incontournable processus de réparation, reconstruction, régénération et recharge de l'organisme. Il joue également un des rôles les plus importants dans l'équilibre humain, car indispensable pour assurer la viabilité et la pérennité des autres fonctions.

D'ailleurs, la majorité de nos "faiblesses" ont pour cause le surmenage ainsi qu'un sommeil perturbé, qui perd son efficacité et ne suffit plus à réparer l'usure quotidienne.

Dernière chose importante à prendre en compte dans cette démarche hygiéniste : si une habitude de vie est anti-physiologique, il l'est tout autant d'en changer brutalement. Aussi, dans toute démarche de retour à une vie plus saine, il est important de prendre le temps nécessaire pour opérer une transition progressive. Les habitudes impliquent des modes de fonctionnement particuliers que le corps doit réorganiser, et certaines manœuvres, détours et retours en arrière, peuvent se révéler nécessaires afin de permettre au corps de mener à bien son "réaménagement interne" sans dommages ou effets désagréables.

2.2. La thérapeutique naturiste

Quand les conditions d'hygiène de vie optimales sont trop difficiles à réunir (ou simplement impossibles), le naturisme cherchera donc à proposer des alternatives qui permettent de compenser le déséquilibre occasionné.

Dans certains cas "lourds" il peut être proposé d'entreprendre ponctuellement des actions difficiles telles que le jeûne plus ou moins strict, ou intrusives comme les lavements intestinaux, mais ces techniques sont délicates (leur abus pouvant entraîner d'autres troubles parfois plus graves que celui sensé être traité). On leur préfère, dans la majorité des cas, des pratiques beaucoup plus douces et sans danger pour la santé.

Afin de soutenir le corps dans ses fonctions dépuratives sans risquer de les contrecarrer ou de l'empoisonner avec des substances toxiques ou trop concentrées, le Naturisme s'appuie avant tout sur le thermalisme, et plus généralement sur l'utilisation des éléments naturels, principalement l'eau (à différentes températures et dans différents états) et la terre (argile particulièrement, en application externe, comme les cataplasmes, ou interne en ingestion), mais aussi, comme nous le verrons plus loin, l'air et la lumière.

L'un des bains qui offre l'effet dépuratif le plus puissant est le bain de vapeur qui stimule en douceur la transpiration, permettant d'éliminer par la peau une grande quantité de toxines.

Cette technique a été, et est encore utilisée par quasiment tous les peuples sous une forme ou une autre[9] et constitue même un élément d'hygiène quotidienne (ici au

[9] Du sauna finlandais à l'*inipi lakota* en passant par le *bania* russe et nos étuves moyenâgeuses, souvent appelées "le médecin du pauvre".

sens habituel de “lavage”) bien plus efficace et cependant plus doux que la douche au savon.

Voici donc résumés dans les grandes lignes les principaux sujets de réflexion du naturisme qui poussèrent ses penseurs et diffuseurs à impacter la vie de la “cité française”, notamment en militant vivement pour la création du Ministère de la Santé publique, en impulsant la construction et la rénovation de stades, de piscines et de thermes publics ou privés, et en instaurant des cours d’activité physique dans les écoles.

Des réflexions furent aussi menées quant à l’architecture et la rénovation des habitations souvent insalubres afin d’y faire entrer l’air et la lumière en abondance…

2.3. Émergence d’un “Naturisme-Intégral”

Le champ de réflexion de cette pensée naturiste fût principalement incarné par les figures du Dr Paul Carton concernant essentiellement l’alimentation, et du Dr André Durville pour l’activité physique.

Ce champ de réflexion est, comme on a pu le voir rapidement, déjà étendu et cherche à tenir compte d’un maximum de domaines de la “corporalité” humaine. Cependant, certains partisans du mouvement ont eu à cœur de pousser encore plus loin la réflexion en intégrant à ce *corpus* déjà riche des domaines moins “palpables” de la vie humaine tels que la psychologie, ouvrant sur toutes les questions socioculturelles.

Considérant que chacun est responsable de sa propre santé, les naturistes voient également dans ce que nous transmettons aux générations suivantes une véritable responsabilité vis-à-vis de notre espèce. La qualité de l'hérédité que nous maintenons, ou régénérons selon ce que l'on a reçu, mais également les erreurs que nous accumulons et transmettons au travers des principes de vie erronés dans lesquels nous évoluons... Le naturisme intégral a donc, non seulement pour vocation de questionner les comportements, mais également les principes culturels qui les sous-tendent.

Il propose en somme de s'autoriser, et même de se "missionner", un droit de regard afin d'opérer une "critique culturelle" ayant pour critère d'évaluation l'impact que ces principes exercent, négativement ou positivement et directement ou indirectement, sur nos santés globales, individuelles et collectives, afin de réfléchir et d'élaborer, si besoin est, des alternatives plus saines.

À ce propos, je souhaite expliciter l'emploi de l'adjectif "familial" généralement accolé au nudisme naturiste. Il n'indique pas que seules les familles peuvent s'y adonner et que les célibataires ou les couples sans enfants en sont exclus. Ce terme rappelle simplement à chacun qu'il a une responsabilité dans l'exemple qu'il offre aux jeunes générations qui l'entourent, car chacun des exemples qui leur sont donnés est potentiellement un modèle suivi. Ceci invite chacun à se questionner sur ses principes de vie et ses manières d'être qui nourrissent le tissu social commun.

Ce naturisme intégral est donc une "discipline", dont le but n'est pas de faire de soi un *surhumain*, mais au contraire de simplement favoriser la réémergence du *pleinement humain* en soi et dans toute la société.

C'est dans cette optique qu'en 1926 paraissent les premiers numéros de la revue *Vivre*[10] créée par Marcel Kienné de Mongeot, professeur de gym et chercheur autodidacte, accompagné par le Dr Marcel Viard, plus spécialisé dans la psychologie et en particulier la mémoire. De nombreux collaborateurs d'horizons et de formations variés viendront rejoindre rapidement ce noyau.

Érudit féru d'histoire et de culture, Marcel Kienné de Mongeot devient, de par son tempérament énergique et infatigable, la figure de proue du naturisme intégral qui voit bientôt naître lc nudisme. Il ancre encore plus profondément l'orientation du mouvement naturiste dans la culture grecque antique, poussant le fameux slogan "*Mens sana in corpore sano*"[11] au bout de la logique et jusqu'à son plein accomplissement : rééduquer l'esprit humain est tout aussi important (si ce n'est prioritaire) que la rééducation physique, même si par ailleurs cette dernière exerce à son tour un impact non négligeable sur l'équilibre psychologique.

---

[10] Ce titre a évolué au fil des années en *Vivre intégralement*, *Vivre Santé,* puis enfin *Vivre d'Abord!* pour devenir, en plus d'une revue, une "Ligue" ("pour la régénération humaine") qui a impulsé notamment la création de nombreux espaces associatifs et tenté même une brève entrée dans l'échiquier politique à travers la création d'un parti et d'une revue intitulés *Vouloir*. Mais cette dernière orientation a été rapidement abandonnée faute de résultats satisfaisants, ce qui n'était peut-être finalement pas une mauvaise chose...

[11] "Un esprit sain dans un corps sain", qui est complété par un autre tout autant naturiste "*Naturam si sequemur ducem numquam errabimus"* ("Si nous suivons la nature comme guide, jamais nous ne ferons fausse route").

Pour se faire, outre les articles historiques, les exercices mnémotechniques et bien évidemment les conseils alimentaires et sportifs, la revue s'appuie sur la dimension artistique dans ce que l'importante place qu'elle occupe dans la vie humaine peut avoir de bienfaisant.

Cet aspect bénéfique sera à nouveau compris à la lumière de la philosophie hellénique, accordant une place centrale à la *beauté* ainsi qu'une compréhension bien précise de cette notion.

Selon ce naturisme qui se réclame de la culture grecque antique, la beauté n'est pas un concept aléatoire et élitiste soumis aux fluctuations de la mode et de ses directeurs plus ou moins bien inspirés, mais repose au contraire sur des bases naturelles stables.

Elle n'est finalement ni plus ni moins que le simple reflet de la santé, de l'équilibre général et de l'harmonie accessibles à tous. Tout comme nos sens et les émotions qu'ils génèrent nous indiquent par le plaisir ou le déplaisir si ce que l'on perçoit est "bon" (en soi ou pour nous-mêmes), la beauté est un sentiment indiquant simplement que la cible contemplée est saine et que l'interaction avec elle nous sera bénéfique.

C'est donc tout naturellement qu'un être sain rayonne de beauté, et qu'à l'inverse la "laideur" est le symptôme d'un équilibre perdu que les pratiques naturistes cherchent à rétablir au moyen des cures, mais surtout d'une hygiène de vie repensée.

Par ailleurs, la Beauté est non seulement bon signe pour la personne (ou plus largement l'environnement) dont elle émane, mais elle a également un effet psychique positif pour celle qui la perçoit : elle informe de l'équilibre, mais plus encore elle "structure" positivement la psyché en ce sens qu'elle donne des repères sains à l'individu qui sera de ce fait mieux à même d'orienter sainement sa vie et ses actions.

D'autre part, suscitant le "désir"[12] au sens large, elle donne envie à celui qui la perçoit de la rejoindre et donc l'encourage à chercher à l'incarner à son tour, entraînant progressivement chacun dans un cercle vertueux.

Enfin, il n'est pas inutile de rappeler que la Beauté ne saurait se réduire à la qualité "plastique", l'apparence strictement physique de l'individu comme il est encore courant de la considérer ; l'équilibre psychologique se traduisant notamment par la façon de se tenir, la grâce dans le mouvement ou la grandeur d'âme que peut manifester l'individu, en est également un élément incontournable.

Ainsi, pour inspirer son lectorat à prendre soin de soi en mettant en pratique les conseils proposés, la revue est illustrée de photographies de sculptures antiques ainsi que d'images plus "réelles" de libres danseuses et danseurs[13]. Ces images affichent souvent une nudité intégrale, quoique masquant tout de même systématiquement les sexes par des positions pensées à cet effet. Cette relative

---

[12] Le naturisme intégral fait beaucoup référence aux passionnantes réflexions de Charles Fourrier considérant les "désirs" tels des "moteurs" individuels et collectifs à la fois parfaitement sains et particulièrement puissants. Au lieu de s'acharner à vouloir absolument (et absurdement) les contrecarrer, la vie sociale aurait au contraire tout intérêt, selon lui, à s'organiser autour d'eux pour fonctionner de manière bien plus efficace (et heureuse !). Non seulement lutter contre le désir naturel, quel qu'il soit, réclame une dépense d'énergie considérable pour un piètre résultat, mais en plus déséquilibre, voire détruit, les individus ainsi bridés.

[13] La danse libre, inventée par André Malkovski, collaborateur de la revue, trouve son origine dans la recherche du déconditionnement du corps et notamment du mouvement, afin de retrouver le mouvement naturel. Renonçant à la technicité usante de la danse classique, elle repose sur des gestes plus simples mais tout aussi gracieux, parfois directement inspirés par les illustrations retrouvées sur les vestiges antiques.

nudité a pour but un enseignement anatomique visuel global et intuitif, de manière à ce que les pratiquants puissent, dans l'intimité de leur chambre, se livrer face au miroir à une auto-inspection comparative, leur permettant de se rendre compte de leur évolution physique et donc d'avoir un aperçu général de leur état de santé.

Mais cette nudité imagée et somme toute relative, ne fait pas (encore) l'objet d'une réflexion approfondie supposant une mise en pratique et éventuellement un militantisme visant à lui rendre sa liberté. Si la réflexion artistico-sportive générale va dans le sens d'une libération du mouvement par un minimum d'entraves vestimentaires, le "minimum", quoique considéré comme plutôt inutile, reste parfaitement accepté et conseillé.

2.4. Naissance du Nudisme

Ce sont deux événements à peu près simultanés (l'un heureux, l'autre moins) qui surviennent autour de la fin de la première année de parution de la revue *Vivre*, qui occasionnent une véritable prise de conscience à propos de la nudité et motivent l'équipe de Kienné de Mongeot à prendre le risque de s'engager dans sa défense.

D'un côté, le libre danseur et collaborateur de la revue André Malkovsky voit un de ses spectacles interdit pour l'indécence de la "nudité" qui y est présentée. Il y joue effectivement le rôle d'un Amérindien des plaines quasiment nu, symbolisant la vigueur et la grâce de la nature humaine libre. L'acteur porte cependant un pagne cachant son sexe, et par ailleurs la scène ne suggère aucune connotation sexuelle. À quelques pas de lui, des spectacles pourtant clairement érotiques quoique plus vêtus, sont donnés en toute impunité... L'hypocrisie est manifeste !

D'un autre côté, un étonnant courrier parvient à la revue en provenance d'un médecin des colonies. Antoine de David de Fougerat de Lastours y félicite ses auteurs pour la qualité et l'audace de sa ligne éditoriale, en particulier dans son choix d'oser publier ces représentations de nudité en lien avec la santé, car c'est un sujet sur lequel il travaille lui-même depuis plusieurs années[14]. Et pour les encourager à poursuivre et aller plus loin dans cette lancée, il joint à sa lettre le fruit de ses recherches : une thèse de Médecine qu'il vient de faire valider l'année précédente intitulée "*L'Homme et la Lumière*". Il y démontre que la nudité est saine (ne méritant aucune condamnation), et même salutaire, contribuant à soigner des maladies (souvent mortelles) face auxquelles la médecine allopathique de l'époque jette souvent l'éponge !

C'est ainsi que Kienné de Mongeot et son équipe, indignés par l'injustice et enthousiasmés par la découverte inattendue, prennent le parti de la nudité et "inventent" le Nudisme[15].

Il s'agit moins d'une mise en pratique de la nudité que d'un véritable travail de réflexion pour la défendre, comprendre ses bienfaits et la réhabiliter dans une juste mesure face à une culture pour le moins nudophobe et de ce fait pathogène, comme nous allons le voir dans les pages qui suivent...

---

[14] Ce courrier est reproduit à la fin du livre *La Nudité ou dix ans de lutte contre les préjugés qui tuent* de Marcel Kienné de Mongeot aux éditions de "Vivre-Santé".

[15] En réalité, le mot ne vient pas d'eux : il leur est immédiatement attribué par les médias railleurs ou pudibonds de l'époque, mais ils ne s'en offusquent pas, ce terme ne faisant que désigner une prise de position en faveur d'une nudité digne d'être défendue. Ils se l'approprient aussitôt et tâchent de l'investir du sens le plus noble qui soit.

Première Partie

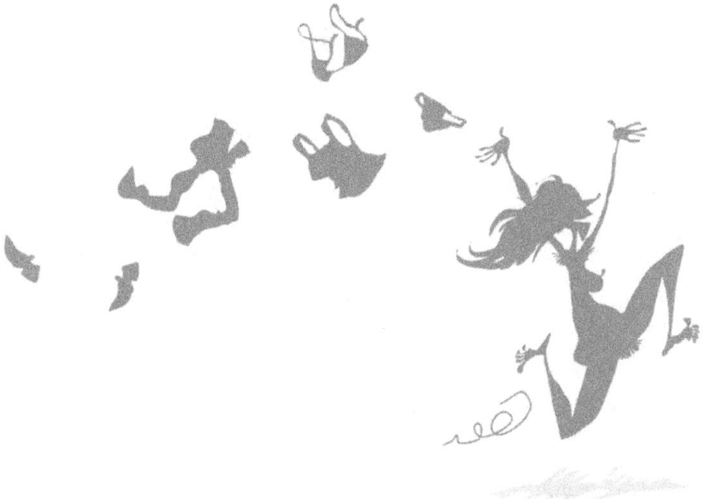

Chapitre 1

Hygiénisme nudiste

1. Physiologie nudiste

Actuellement, le mouvement nudiste axe sa défense de la nudité sur la liberté individuelle et le droit au bien-être, parfois teintés d'une pointe d'écologie et d'humanisme. Pourtant, ces motifs, aussi bien-intentionnés et fondés soient-ils, ne sont jamais suffisamment efficaces pour la défendre face à l'imposante "nudophobie" ambiante, qu'elle soit religieuse ou non.

Le seul argument suffisamment solide qui a historiquement permis de défendre la nudité et d'ouvrir quelques espaces autorisés où la vivre en France, a été la santé qu'elle procure.

1.1. Les bienfaits physiologiques de la nudité

Si le mouvement naturiste n'a alors pas encore développé la réflexion nudiste ainsi que la pratique et la prise de position qui s'ensuivent, il a cependant compris beaucoup de choses à propos de l'organe de notre corps qui la concerne en premier lieu, organe le plus important en masse et au rôle primordial souvent très largement sous-estimé : *la peau.*

En plus de nous recouvrir entièrement, d'accomplir la fonction de "protection perméable" de notre organisme et d'assurer l'originel et subtil sens du toucher, les physiologistes ont constaté qu'elle contribuait aussi à des fonctions habituellement attribuées à d'autres organes, soutenant en cela leur action, tant et si bien qu'elle fut également qualifiée de "troisième poumon" et de "troisième rein". Troisième poumon car elle respire elle aussi, à tel point que si on la recouvre intégralement d'une substance hermétique ne laissant plus passer l'oxygène, nous mourrons d'asphyxie, quand bien même les voies respiratoires seraient dégagées ! Et troisième rein car, comme nous l'avons vu plus haut, elle fait office d'émonctoire en éliminant avec efficacité les toxines par le biais de la transpiration. Dans les cas de surcharge trop importante surviennent les éruptions cutanées et autres "maladies de peau", qui sont toutes des symptômes d'évacuation intense et/ou de saturation.

Ainsi, la peau principalement nue est la tenue idéale des bains hygiéniques et curatifs dans les différents éléments. Les naturistes conseillent à leurs émules de se revêtir autant que possible de vêtements simples, courts, amples, fins, légers et surtout respirants, notamment dans les efforts musculaires, afin de laisser la peau accomplir correctement ces fonctions vitales.

La thèse de Fougerat de Lastours ajoute à cette liste comparative la notion de "deuxième cœur". Il constate que le rayonnement solaire stimule la pulsation autonome des micro-vaisseaux sanguins de la peau (faisant office de pompe dermique) soulage le travail du cœur et par ailleurs décongestionne les organes internes en aspirant le sang vers l'extérieur.

On pourrait enfin y ajouter la notion de "deuxième bouche" car la peau est absorbante (l'utilisation de crèmes et pommades en tous genre en est la démonstration). En étudiant les différentes couches du derme, Fougerat de Lastours découvre le "pigmentoderme", généralement atrophié chez les personnes à la peau blanche, mais pouvant être réactivée en douceur. Celui-ci semble capable d'absorber l'énergie solaire et d'en nourrir directement l'organisme, permettant de réduire et d'alléger considérablement nos besoins alimentaires.

Il dresse dans sa thèse un inventaire des nombreux soins que le spectre solaire est capable de nous prodiguer directement : de la désinfection de la blessure ouverte à l'amélioration générale de l'état de santé, et notamment le renforcement osseux par une meilleure fixation du calcium, ce qui sera plus tard confirmé et expliqué par la découverte de la production de vitamine D par la peau sous l'action du rayonnement ultraviolet. Il montre également comment la simple exposition permet de soigner rapidement des maladies, en particulier les maladies pulmonaires comme la tuberculose, qui laisse souvent la médecine classique de l'époque impuissante.

Mais l'intérêt du médecin va encore plus loin : il est le premier à mettre le doigt sur l'importance de la nudité intégrale, organes génitaux compris, dans l'hygiène quotidienne et la thérapie.

S'appuyant sur l'observation des courbes de poids de malades amaigris par la maladie, il observe le rôle de la stimulation solaire sur les différentes glandes du corps. Cachant alternativement les unes, les autres, toutes et aucune, il constate l'impact de cette relation "hélio-glandulaire" sur la guérison : non seulement cette relation joue un grand rôle dans la rémission (et donc par extension dans la vie quotidienne), mais les glandes sexuelles sont celles qui démontrent le plus de réceptivité et de réactivité dans le processus[16] !

[16] Selon lui, du fait de l'extériorité des testicules, l'impact est encore plus fort chez les hommes que chez les femmes chez lesquelles l'impact est déjà très important.

Tenant compte de toutes ces découvertes, il nous permet de conclure que la nudité intégrale est une tenue parfaitement physiologique et que l'obligation vestimentaire culturelle (c'est-à-dire quand les vêtements protecteurs ne sont pas nécessaires) nous porte préjudice en nous privant de l'apport des éléments naturels.

1.2. Les méfaits des vêtements

La mode vestimentaire de l'époque tend au sur-habillement dont les effets sur l'organisme ont largement participé à une prise de position naturiste globalement orientée vers un déshabillement relatif.

Ce sur-habillement consiste souvent en de nombreuses couches de tissus superposés les uns aux autres, une partie d'entre eux étant particulièrement épaisse, rigide, opaque… pour ne pas dire quasiment hermétique.

Au regard des bienfaits physiologiques de la nudité mentionnés plus haut, on comprend facilement que ces vêtements privent la peau du contact extérieur et perturbent ainsi ses fonctionnements naturels en l'étouffant, la serrant, l'occultant. Ceci peut être considéré comme de la maltraitance !

L'étouffement empêche non seulement la respiration de la peau, mais la transpiration, même minime, ainsi contenue, génère alors un bouillon de culture qui favorise le développement de germes et de bactéries pathogènes, qui n'aurait pas lieu si l'aération prévue par (et pour) le corps était possible.

Par ailleurs, les vêtements qui serrent le corps compriment les organes et les vaisseaux (sanguins ou lymphatiques) et peuvent les esquinter, ou du moins perturber leur fonctionnement.

Quant au maillot de bain qui, à l'époque, se doit de couvrir quasiment tout le corps, il occasionne le même processus "d'étouffement-fermentation". De par le mécanisme physique de l'évaporation de l'eau au soleil (rendue plus lente car retenue par le tissu), il génère en plus un refroidissement excessif de la partie recouverte, fatiguant l'organisme et pouvant conduire à des maladies pulmonaires pouvant s'avérer mortelles.

Le maillot de bain que nous connaissons aujourd'hui, se réduisant au simple "cache-sexe" (ce qui est déjà une grande avancée du combat nudiste par rapport à la norme pudibonde de l'époque), comporte les mêmes désavantages bien qu'atténués par leur surface réduite.

En ce qui concerne la fermentation, le patron d'un petit camping naturiste dans lequel j'ai travaillé un été m'a expliqué qu'au grand étonnement des contrôleurs sanitaires venant analyser l'eau de la piscine, cette dernière avait besoin de beaucoup moins de traitements chimiques que la normale tout en étant considérablement plus propre ! Ceci est dû au fait que la nudité permanente génère bien moins de fermentation et facilite la douche là où le maillot de bain perturbe le nettoyage et entretient un bouillon de culture, contaminant à son tour l'eau de baignade...

En ce qui concerne les vêtements légers, conseillés par les naturistes, Fougerat de Lastours rappelle qu'ils agissent tout de même comme un "filtre" faisant barrière à toute une partie du spectre solaire dont la peau ne peut plus bénéficier.

Il doit ces observations à son expérience coloniale : ses différentes missions le conduisent à constater à quel point la nouvelle "norme" vestimentaire imposée aux indigènes peut leur être néfaste. En les privant aussi abruptement et catégoriquement de l’abondant rayonnement solaire dont ils avaient l’habitude avec les “combinaisons” à l’occidentale, ils développent à leur tour les mêmes maladies dégénératives.

Le médecin affirme même que la colonisation décima indirectement plus d’autochtones par l’habillement européen que par les armes !

Remarquant combien le retour à l'ensoleillement sur la peau nue guérit les autochtones mais aussi les colons qui acceptent de laisser leurs préjugés de côté pour se prêter à l’exercice, il rapporte “l'héliothérapie intégrale” en Europe.

La liste des conséquences pathogènes d’un habillement excessif s’allonge à mesure qu’on en connaît plus sur la physiologie. En voici quelques exemples :

- les chaussures étouffent[17], atrophient et déforment les pieds en perturbant leur développement. L’utilisation systématique de talons, même petits, modifient la position de la colonne vertébrale, occasionnant à la longue des maux de dos[18] ;
- les semelles, isolant notre corps du sol, n’autorisent plus la “mise à la terre” permettant de décharger les accumulations électromagnétiques dont nous nous retrouvons saturés (fait augmenté par le frottement des autres vêtements), ce qui peut provoquer une usure de l’organisme, notamment du système nerveux.

---

[17] Les pieds ne sentent mauvais qu’en raison de la fermentation que génère leur enfermement. On peut formuler la même critique à propos des sous-vêtements.

[18] Il en va de même pour le soutien-gorge qui, s’il avait vocation à libérer les femmes du corset, reste parfaitement inutile au maintien des seins. Il est même nuisible car il atrophie et fragilise les ligaments dont le rôle est justement d’assurer ce maintien. Il comprime la cage thoracique et fait reposer le poids des seins sur les épaules, faisant là encore “travailler” le dos de manière excessive et inappropriée.

Aujourd'hui un problème supplémentaire survient avec les matières synthétiques ou traitées chimiquement employées dans l'industrie textile, qui empoisonnent à petit feu notre organisme par les substances résiduelles qu'elles dégagent et qui sont absorbées par notre peau.

Suite à toutes ces découvertes, le Dr Pathault (inventeur et praticien de la cure nudiste héliomarine) n'hésite pas à affirmer que "la peau du civilisé est un organe atrophié" par la permanence vestimentaire, et j'ai moi-même pu observer à quel point l'expression est juste lors d'un atelier de maquillage corporel.

Au lieu des peintures et pinceaux habituellement utilisés, j'ai dû exceptionnellement employer des craies grasses. Si elles glissaient et marquaient bien les peaux fermes et bronzées des personnes nues depuis plusieurs semaines, elles accrochaient et plissaient les peaux blanches, bien plus flasques, limite diaphanes, des nouveaux arrivants. Non seulement je peinais à dessiner correctement dessus en raison de leur mollesse, mais j'avais même peur de les déchirer (ce qui ne serait bien évidemment pas arrivé, les peaux en question n'ayant pas ressenti la moindre douleur) !

Cette atrophie n'est pas irrémédiable, mais il convient de rééduquer la peau en douceur avant de pouvoir profiter pleinement de la nudité. Les Drs Fougerat de Lastours et Pathault, et leurs confrères de *Vivre!*, proposent dans ce sens des protocoles de réexposition progressifs afin d'éviter de brusquer l'organisme, et contrairement à une vieille idée toujours tenace, ils démentent les effets supposément cancérogènes du soleil. Au contraire, le soleil reste malgré tout pour eux un partenaire de lutte contre le cancer. Une curieuse observation de l'époque l'illustre : celle de la corrélation entre la baisse du nombre de cancers du sein et l'augmentation du port du décolleté chez les femmes.

Aujourd'hui nous pourrions ajouter que si les crèmes solaires peuvent certes protéger des coups de soleil (qui ne seraient donc pas aussi dangereux qu'on le prétend), non seulement elles privent le corps des apports solaires dont il a besoin, mais en plus de cela les conséquences de leur composition chimique absorbée par la peau commencent à sérieusement inquiéter les chercheurs...

2. Psychologie nudiste

Selon le naturisme intégral, le domaine psychologique est indissociable de la composante corporelle de l'être. Si l'on considère le corps comme une simple matière mécanico-organique, la psyché en est alors la mise en mouvement et la réactivité dans toute sa fine complexité neuro-hormonale.

2.1. L'intériorité humaine mise à nu

Dans son optique de compréhension du phénomène humain élargi par les recherches du naturisme intégral, le Dr Marcel Viard aime utiliser une formule ternaire qui a le mérite de représenter efficacement la dynamique de l'intériorité humaine. Il invite à voir l'être comme étant composé de trois pôles : la triade *corps-âme-esprit* dont il avance une interprétation sous un angle organique que je vous propose de découvrir :

Le corps est la base, le support matériel à partir duquel se développent deux autres pôles (l'âme et l'esprit) et sans lequel ils ne pourraient tout simplement pas exister. À travers les sens, il produit la sensorialité qui a pour but d'informer l'organisme de la "qualité" et de la "nature" de l'extérieur et de l'intérieur de l'individu, le poussant à réagir si besoin. Cette sensorialité est la base de la psyché et se déploie sur une vaste gamme de sensations, s'étendant entre le plaisir et la douleur, à leur tour actionnant ou non les moteurs du désir ou du rejet. Le plaisir est un indicateur d'équilibre physiologique, la douleur une alerte concernant un déséquilibre plus ou moins important, stimulant le moteur du désir qui a pour but de nous orienter pour nous ajuster ou pour fuir la cause du déséquilibre[19].

Cet ensemble de processus basiques et universels, déjà complexes, va se complexifier à mesure que l'espèce étudiée développe une composante sociale plus ou moins importante. Sur le même modèle que les sensations et les "moteurs" qu'elles activent, le "cœur" engendre les émotions (allant du bonheur à la souffrance triste ou colérique) qui suscitent à leur tour les moteurs sentimentaux (de l'amour à la haine) et orientent l'individu dans ses relations.

Ajoutons à ce déjà riche et subtil mécanisme neuro-hormonal cette faculté intellectuelle supplémentaire et particulièrement développée chez notre espèce, qui consiste en une faculté mémorielle finement développée, alimentée par les informations fournies par les deux autres pôles et dotée d'une capacité à analyser et à "articuler" ces données. Si elle est loin de constituer une supériorité hiérarchique absolue à la fois sur les autres règnes vivants et sur les autres pôles de l'être, elle permet de mieux comprendre et donc de mieux réagir à ce que traverse l'individu.

---

[19] Par ailleurs, il semble que nous ayons besoin d'un "quota" de plaisir quotidien pour notre équilibre, sans quoi nous devons compenser par des comportements anti-physiologiques (surconsommation alimentaire, alcoolique, sexuelle, virtuelle etc.), à plus forte raison si notre dose de déplaisir est importante.

Dans la pratique, et contrairement à ce que l'on aurait tendance à penser, ce n'est pas réellement l'intellect qui "dirige" les faits et gestes, mais l'union des impulsions du corps et du cœur. La tête, elle, ne peut que relativement influencer cette direction. Elle possède des informations supplémentaires issues de sa propre réflexion et de la culture qui lui a fourni des repères référentiels et des outils intellectuels plus ou moins appropriés. Elle va pouvoir proposer des projections imaginatives qui seront à même de susciter de nouvelles émotions qui impacteront les décisions de la psyché.

Le naturisme, et à plus forte raison le naturisme intégral, invitent donc la "tête" à écouter soigneusement tous ces langages sensoriels, émotionnels et sentimentaux à l'intérieur de nous, car ils sont le langage de notre nature qui exprime à travers eux des besoins profonds et vitaux.

Les notions d'*ego* et de mental sont souvent dépréciées pour la fermeture pathologique qu'on leur attribue. Or, s'ils peuvent effectivement devenir maladifs. L'*ego* n'est ni plus ni moins que la conscience de soi alimentée par les sensations et les émotions, et le mental n'est autre que cet intellect qui désire comprendre. Les états maladifs sont une réaction (certes maladroite) visant à retrouver tant bien que mal l'état d'équilibre. La dégénérescence égoïste consiste simplement en un mode de "survie", symptomatique d'une carence physique ou affective visant à combler ce manque. Le mental ne se rigidifie en volonté contrôlant que parce qu'il est face à une incompréhension. Initialement, il s'agit d'""outils" parfaitement sains et vitaux !

Ils sont naturellement justes et calibrés par notre évolution pour assurer notre équilibre. Ils peuvent être déformés par les déséquilibres qu'entraînent un mode de vie inapproprié et il n'est alors pas souhaitable de répondre directement à leurs demandes pathologiques. Ils restent cependant régénérables eux aussi et demandent toujours écoute et compréhension de la part de notre intellect.

Sur la base de ces considérations préalables, nous allons pouvoir comprendre quels sont les effets psychologiques de la nudité… et de son interdiction.

2.2. Les sensations de la nudité

Pourquoi le nudisme plaît-il tant aux personnes qui s'y adonnent alors même qu'elles ne sont pas nécessairement conscientes des bienfaits physiologiques de la nudité ? C'est que ces bienfaits physiques n'ont pas besoin d'être intellectuellement connus pour être instinctivement ressentis.

Les fonctionnements physiologiques optimisés récompensent l'individu d'une profonde sensation de bien-être, signe physique de l'équilibre retrouvé.

Nous ne sommes généralement pas conscients de tous ces processus évoqués plus haut et il faut parfois plusieurs jours pour que les effets s'en fassent sentir, souvent de manière imprécise. On ne se rend pas compte de la respiration de la peau ou de la pulsation des micro-vaisseaux sanguins, et si l'on sent la transpiration perler, on ne perçoit pas les toxines qu'elle évacue. Il est toutefois une série de sensations immédiates qui récompensent grandement les personnes qui retirent ponctuellement leurs vêtements et qu'elles expriment en général par le mot "liberté", qui prend ici un sens tout à fait organique et sensoriel.

Premièrement, les vêtements exercent toujours une pression à un endroit où à un autre de la peau, que ce soit par serrage ou par pesanteur, et la disparition de cette pression occasionne un soulagement certain.

Deuxièmement, faisant obstacle à la sensibilité tactile d'une partie de la peau, le moindre vêtement crée une "scission" sensorielle qui impacte la représentation psychique que nous pouvons avoir de notre environnement, mais également celle que l'on se fait de nous-mêmes. Cette représentation est d'abord constituée par les sensations, et profiter ne serait-ce que ponctuellement de la nudité intégrale, notamment au contact des éléments naturels (vent, eau notamment), permet d'améliorer notre compréhension intuitive du monde qui nous entoure ainsi que de réunifier notre schéma corporel et d'en éprouver les bienfaits.

Enfin, ces "caresses élémentales" stimulent en douceur tous nos capteurs sensoriels, génèrent du plaisir, de la sensualité, augmentent considérablement le bien-être qui rend souvent la nudité indispensable pour ceux qui s'autorisent à y goûter.

Il se pourrait d'ailleurs que notre nudité soit particulièrement adaptée au milieu aquatique pour s'y être développée. Comme l'observent les théories voyant en nous des primates (semi) aquatiques[20], la plupart des traits anatomiques qui nous distinguent des autres hominidés, comme la peau plutôt glabre, la graisse sous-cutanée, la capacité d'apnée, les palmures aux doigts, et bien d'autres choses encore, se retrouvent en revanche chez différentes espèces de mammifères aquatiques ou semi-aquatiques. Ceci expliquerait le profond plaisir quasi-paradisiaque que notre espèce éprouve en nageant, à plus forte raison quand aucun "barrage" ne vient faire obstruction à cette pleine

---

[20] Lire à ce sujet *Les cicatrices de l'évolution* d'Élaine Morgan (Gaïa, 1994), et pour aller plus loin *La bipédie initiale* de François de Sarre (Hadès, 2014) qui rejoint *La préhistoire du piéton* d'Yvette Deloison (Plon, 2004).

sensation. La différence de sensation entre le bain nu et habillé est difficile à exprimer verbalement ; ceux qui ne l'ont jamais expérimenté ne peuvent hélas pas l'imaginer...

Il faut comprendre que dans les situations où le vêtement est inutile, il devient vite gênant et, dans une certaine mesure, agressant pour l'organisme.

La pensée commune est de nous croire en mesure de nous "habituer" à sa présence, mais cette habitude consiste en fait en un refoulement psychologique des sensations informatives de la peau conduisant à une véritable "inconscientisation" volontaire d'une part de nous-mêmes. Ce néologisme définit le fait de soustraire des données au champ de la conscience en occultant des sensations, autrement dit en censurant des informations. Il diffère du refoulement qui cherche à repousser désirs et envies, autrement dit à brider les moteurs de l'être. Même occultée, une sensation désagréable titille les nerfs, générant un énervement permanent qui vient rapidement parasiter le quotidien, déjà suffisamment source de tensions.

Le fait de se dévêtir, au moins ponctuellement, met provisoirement fin à ce stress et permet donc au corps et à la psyché (qui en est l'animation indissociable et non un élément autonome) de se détendre, de s'apaiser.

Les fondateurs du nudisme ont ainsi observé que le temps de repos (que ce soit du sommeil ou des vacances) passé en état de nudité était plus efficace (multiplié par 2 ou 3 !) que celui passé vêtu, justement parce que la nudité ne génère plus ces tensions supplémentaires qui perturbent les processus réparateurs, mais au contraire leur permet de se dérouler optimalement.

Il me faut cependant préciser une chose : nous parlons ici de plaisir, de sensualité, mais il faut bien avouer que les pionniers du nudo-naturisme étaient pour le moins embarrassés par ces notions hédonistes encore largement péjoratives à l'époque ! Soupçonnés d'avilir les êtres, d'autant plus que la pratique du nudisme intégral suscitait de vives et violentes réactions d'opposition, ils se devaient de montrer "patte blanche" et d'évacuer de leurs pratiques tout ce qui pouvait être assimilé à de l'oisiveté lascive pervertissante…

Aujourd'hui, la découverte de l'hormone ocytocine et de ses salutaires effets, permettent de réhabiliter complètement, et même d'explorer, le plaisir et la sensualité humaine. Appelée aussi hormone de la tendresse, elle est générée par la douceur consentie et les manifestations affectueuses ; c'est un véritable antidépresseur naturel. Elle est essentielle dans de nombreux processus réparateurs, notamment pour ces effets dé-stressants et donc apaisants, calmant la douleur. Elle joue un rôle primordial dans le développement cérébral de l'enfant[21] et dans le renforcement de lien social fondé sur le plaisir d'être ensemble. À ce titre, on l'appelle également l'hormone de l'attachement et de la sociabilité.

Elle joue donc un rôle incontournable dans le développement de nos qualités "humaines" (hyper-sociabilité et même spiritualité) qui caractérisent notre espèce (loin devant l'intellect !).

La sensualité (comprise comme la sensorialité plaisante, donc bénéfique) est non seulement quelque chose de parfaitement sain dont il n'y a pas à avoir peur, mais aussi un univers à (ré)ouvrir, (re)découvrir et à

---

[21] Les carences affectives ont toutes pour résultat des troubles du comportement. Les câlins mère-enfant (à plus forte raison en peau-à-peau) sont donc un véritable et nécessaire aliment de l'enfance (l'allaitement naturel est la combinaison de l'alimentation physiologique et du câlin) et par ailleurs le contact physique est vital pour les nourrissons qui meurent s'ils ne sont pas touchés.

(ré)explorer. La nudité en est l'une des portes principales, étant donné qu'elle permet à la peau de recevoir et donner cette douceur, qu'elle soit d'origine sociale ou environnementale.

Pour les multiples raisons sus-évoquées, si le vêtement est initialement conçu pour protéger notre organisme, il n'en est pas moins vrai qu'il fatigue ce dernier qui aurait besoin de s'en défaire régulièrement pour se reposer.

Le désir de nudité qui anime les nudistes correspond à la fois à ce besoin de repos, de soulagement, et à la satisfaction de ce besoin. Il contribue grandement à ce signe d'équilibre parfait tant recherché qu'on appelle le bonheur. Celui-ci est loin de n'être qu'une idée ou une pensée que la seule volonté peut décider de vivre. Le bonheur est un état physiologique qui est accessible si on satisfait à tous les besoins naturels (et donc sains) de notre être. La nudité en est l'un des ingrédients, pas le seul. Et ses pionniers, Kienné de Mongeot en tête, n'ont de cesse de rappeler qu'elle se doit d'être accompagnée des autres composantes de la démarche naturiste sous peine d'être vouée à l'échec et de dégénérer… Ils n'ont pas entièrement raison, mais pas entièrement tort non plus et nous y reviendrons.

3. Les Gymno-phobies

Comment se fait-il que la nudité, pourtant si saine, agréable et ressourçante, suscite autant de rejet de la part d'une majorité de la population et des autorités ?

Si elle peut éventuellement être tolérée en solo, à condition de ne pas être accessible au regard d'autrui, la vivre en communauté, à plus forte raison dans la mixité des genres et des générations, suscite une forte réprobation.

3.1. Le fantasme sexuel

L'indécence traditionnellement attribuée à la nudité, qui est le premier obstacle au nudisme, concerne bien évidemment l'exposition des organes sexuels et sexués.

Les seins par exemple ne sont pas sexuels dans le sens où ils ne sont pas des organes reproducteurs, mais sexués puisqu'ils sont l'apanage de la maternité et donc de la gente féminine (les hommes en possèdent les formes embryonnaires, mais non développées). Notons qu'ils ne sont pas "sexualisés" partout ni ne l'ont été de tout temps dans notre culture.

L'idéologie contre laquelle le nudisme s'insurge considère que la simple vision de ces organes est un appel à l'activité sexuelle, voire qu'elle y conduit irrépressiblement. Les expériences existantes sont rejetées à défaut d'être considérées objectivement et en voici selon moi les raisons :

Les accusateurs projettent sur le nudisme leurs propres fantasmes. Ceux-ci sont un symptôme intéressant pour l'étude nudo-naturiste, car ils trouvent leur origine dans la frustration d'un désir naturel qui, de ce fait, se trouve exacerbé par le refoulement (comme la faim frustrée qui augmente à mesure que sa satisfaction tarde et qui peut virer à la folie cannibale). Tous nos besoins s'amplifient tant que nous ne les satisfaisons pas. Et il est un de ces besoins qui se retrouve frustré par le cache-sexe : c'est notre curiosité naturelle. Loin d'être un vilain défaut, la curiosité est au contraire un fascinant moteur naturel de connaissance qui permet de comprendre l'univers dans lequel nous vivons et ainsi de mieux s'y adapter ou d'en profiter.

Quand nous rencontrons une personne, notre curiosité va dans un premier temps opérer un balayage visuel, un rapide scan de l'apparence physique de la personne rencontrée afin de s'informer intuitivement de qui est cette personne, à travers toute la richesse et la subtilité de l'expression de son corps. Ce balayage est le plus souvent inconscient et rapide. Seulement, si l'une des informations recherchées est masquée, notre curiosité va "bloquer" dessus jusqu'à ce qu'elle ait sa réponse.

Ainsi naît l'obsession (qui sera en l'occurrence sexuelle si c'est le sexe qui est l'objet du refoulement). Cette obsession sera d'autant plus grande que l'interdit sera étendu à tout le tissu social de l'individu, réduisant les possibilités de répondre à son interrogation. Cette obsession étant liée à un objet exerçant un fort attrait dans la vie humaine, le désir de connaître se mélange au désir sexuel et occasionne une excitation à la seule idée que l'objet puisse être enfin dévoilé. La curiosité sexuelle est de ce fait confondue avec le désir sexuel, déclenchant à coup sûr une tempête dans l'imagination de l'individu frustré dans sa simple curiosité.

Il est par conséquent tout à fait logique que des personnes élevées dans un contexte gymno-phobe craignent de voir leur tempête intérieure se déchaîner à l'extérieur et projettent cette explosion sur les autres.

De nombreux hommes craignant l'érection lors de leur première expérience nudiste communautaire, sont surpris (quoique soulagés) que l'effet tant redouté ne survienne finalement pas. En effet, même exacerbée par la continence, la curiosité une fois satisfaite estompe l'excitation.

La nudité communautaire mixte a donc pour vertu de "dés-obséder" notre curiosité, nous permettant de passer et penser à autre chose. Beaucoup de nudistes affirment maladroitement que la nudité "désexualise" le corps, que nudité et sexualité n'ont rien à voir, ce qui, à juste titre, inquiète ceux qui aiment tout de même le désir sexuel et les plaisirs qu'offre sa satisfaction.

À vrai dire, il s'agit moins d'une dé-sexualisation que d'une "dé-sur-sexualisation" car, en voulant éloigner la sexualité de nos pensées, les moralistes qui la refoulent obtiennent l'effet inverse : le sexe hante encore plus les psychés, parasite la pensée et perturbe complètement notre attention.

C'est aussi la raison pour laquelle la nudité fait vendre : elle est ainsi utilisée dans la publicité comme appât auquel nos curiosités sexuelles ne mordent que parce qu'elles sont frustrées.

La nudité collective permet de simplement remettre la sexualité à sa place et accessoirement lui rendre l'image noble qu'elle mérite. En apaisant la tension sexuelle générée par son obsession, elle permet également d'apaiser la sexualité, non pas pour qu'elle ne se déroule plus, mais au contraire pour qu'elle se déroule dans de meilleures conditions, dans la quiétude[22] nécessaire à l'élaboration d'une profonde intimité entre les êtres et non plus motivés par la frustration et l'obsession.

Le regard voyeur, excité, autrement dit tendu, énervé, car frustré (et donc souffrant) relève du comportement de prédateur sexuel. Cette prédation ne porte pas atteinte physiquement à la personne ; néanmoins, le lien relationnel humain devient une relation de prédateur/proie malsaine car il ne repose pas sur un accord mutuel. Cette façon maladive d'être "en relation" finit inévitablement

---

[22] Le Dr Pierre Vachet (1892-198?), sexologue collaborateur de la revue *Vivre !*, parle d'ailleurs "d'inquiétude sexuelle" générée par le tabou de la nudité qui perturbe l'évolution et tout simplement la vie des personnes.

par impacter directement ou indirectement tout le tissu social dont il fait partie. Quand le corps de l'autre n'est plus l'objet d'un tel mystère, ce voyeurisme est soigné et redevient le regard contemplatif naturel à notre espèce, reposant non plus sur l'excitation mais sur l'émotion. Celui-ci assainit la relation et laisse place à l'empathie, la bienveillance et la confiance.

3.2. La dysmorphophobie

De nombreuses personnes avouent ressentir un attrait pour le plaisir libératoire de la nudité, mais évoquent une barrière insurmontable pour eux. Ils invoquent la "pudeur", les "complexes" ou le "regard des autres".

Attardons nous un moment sur ces notions pour mesurer l'ampleur d'un phénomène largement minimisé.

Commençons par la notion de *pudeur*. Généralement présentée comme une valeur en soi, parfois même comme un sentiment naturel, il recouvre en fait deux sens qui, d'un point de vue naturiste, sont l'un positif, l'autre négatif :

- le sens positif évoque des notions ayant trait à une certaine noblesse du comportement humain, à savoir : la modestie, la discrétion, la réserve, la délicatesse, qui sont tous des signes du désir de prendre soin des autres en ne les envahissant pas, une sorte de prévenance bienveillante doublée d'une force d'auto-contenance ;

- le sens négatif évoque plutôt la timidité, la honte, la culpabilité et suggère l'embarras, la gêne d'être ce qu'on est et relève finalement de la dévalorisation de soi…

Si nous regardons la racine du mot français, nous trouvons le mot latin "*pudor*" qui provient de "*pudeo*" (avoir honte), lui même issu de "*pavio*" qui signifie "*frapper*" (par la honte). La honte, elle, provient du verbe "honnir", qui désigne la moquerie, l'appel au mépris public, donc à une pression collective, ce qui, pour les animaux sociaux que nous sommes, est une violence insupportable…

Par ailleurs, la notion psychologique de complexe, médicalement appelée dysmorphophobie, désigne un mal-être dû à une image de soi dévalorisée, souvent déformée, également objet de grande souffrance. Les complexes ne sont jamais autogénérés et proviennent systématiquement d'un jugement social blessant qui rejette l'individu pour ce qu'il est. Ils sont intégrés et impliquent un auto-jugement négatif et contre-productif (d'un point de vue naturel) qui inhibe notre pleine participation à la vie sociale et annihile notre élan de vie.

Ces trois notions (pudeur, honte et complexe) ramènent toutes au regard des autres, mais un regard bien particulier. Nous serions en droit de nous attendre à ce qu'il soit, sur le modèle naturel des fonctionnements "socio-ocytociniques" humains, bienveillant et encourageant.

Il s'agit cependant bien ici d'un regard agressif, psychologiquement violent (quand ce n'est pas physiquement). Quand il est pratiqué par un groupe, il devient hyper violent en exerçant une pression d'autant plus forte que le nombre d'individus est important. Une pression inhumaine quand s'y mêlent liens affectifs et chantage...

À l'époque de la naissance du nudisme, les complexes venaient de la morale religieuse, mais aujourd'hui la publicité et la marchandisation de l'esthétique ont pris la relève. Les individus, dont l'amour-propre est écrabouillé par ces nouvelles sources de complexes, sont poussés à acheter des produits de soins dits esthétiques souvent toxiques : le maquillage est carrément devenu obligatoire dans certains milieux et les femmes qui n'en mettent pas y sont stigmatisées. Les quantités appliquées sont parfois si couvrantes et opaques qu'elles constituent un masque camouflant le véritable visage d'une personne pour n'afficher qu'un fantasme socialement convenable.

Mais, plus inquiétant encore, elles sont poussées à porter volontairement atteinte à leur intégrité physique en passant sous le bistouri "normatif" de la chirurgie, ce qui peut d'ailleurs générer des conséquences graves. D'ailleurs, le corps médical n'a pas le droit, en principe, de toucher à un organisme sain. La chirurgie purement esthétique (non pas seulement réparatrice) enfreint donc le principe du "*Primum non nocere*" (premièrement, ne pas nuire) du serment d'Hippocrate. Le prétexte du mieux-être psychologique est malhonnête car si effectivement les personnes ont bien des raisons de se sentir mal dans leur peau, ce n'est pas leur corps (sain, fonctionnel) qui est en cause, mais le rejet social de leur corps. C'est donc sur l'acceptation sociale et la réparation de l'amour-propre personnel qu'il faut travailler… même si c'est moins rentable ("Je ne me laisserai pas influencer par la soif du gain ou la recherche de la gloire" extrait de la version moderne du même serment).

Les seins prétendument "déformés" par l'allaitement, le temps, la gravité ou ne correspondant tout simplement pas au "canon" en vigueur, sont dévalorisés et poussés à la mammoplastie qui, dans la plupart des cas, engendre cicatrices et formes suspectes (rigidité, stries, difformité réelle) ne donnant illusion de réussite que lorsqu'ils restent camouflés (sans parler de la nécessité de réitérer la coûteuse opération pour changer les implants).

Concernant les seins qui “tombent”, il s’agit surtout de l’inactivité physique (souvent due au soutien-gorge) qui atrophie les ligaments internes maintenant le sein et les muscles pectoraux auxquels ces derniers sont attachés.

Une tendance plus récente vise maintenant à considérer comme “anormales” les petites lèvres dépassant de la vulve pour les faire couper, alors qu’elles sont bel et bien la norme naturelle et même la majorité des cas.

Nous sommes constamment, quoique subtilement victimes de “pompiers-pyromanes” commerciaux, qui, pour vendre leurs prétendues solutions, créent de toute pièce les problèmes qui n’existaient pas auparavant.

Maintenir l’interdiction de la nudité empêche chacun de voir les diverses formes naturelles de l’humanité et permet donc au commerce de fausser nos représentations, multipliant les chances pour qu’un maximum de personnes se sente anormal et rejetable.

3.3. Le réflexe conditionné

Ce qui m’interpelle et m’interroge le plus (quoique les démonstrations de ce genre se raréfient), ce sont les réactions clairement irrationnelles (car dépourvues de développement logique), viscérales même, que certaines personnes peuvent manifester à l’égard de la nudité. À travers les termes péjoratifs et les tons agressifs transparaît une grande anxiété, une angoisse même, qui les plonge dans un profond malaise.

Comment se peut-il que la nudité suscite de telles angoisses ?

La nudité a malheureusement souvent été utilisée (et continue de l’être) comme outil d’humiliation, mettant l’individu ainsi déshabillé en *état de grande vulnérabilité*.

Privé de son armure protectrice, il se retrouve face à ses bourreaux, bien couverts, eux. Si une personne a vécu cette situation traumatisante (que ce soit en tant que spectateur ou bourreau), la nudité sera forcément directement associée à l'angoisse de la vulnérabilité.

Il existe aussi une association plus indirecte, quand la nudité n'est pas utilisée comme arme, mais simplement châtiée, notamment dans l'enfance. Dans certains cas, l'enfant sera grondé s'il est nu, ce qui, n'en doutons pas, génèrera un traumatisme proche de celui engendré par l'humiliation.

Quand l'interdiction est vécue au sein d'une relation affective (avec les parents dans la plupart des cas), elle génère une angoisse liée à la *peur de perdre l'affection*, mais le traumatisme porte également sur l'amour-propre de l'enfant. Selon les termes (souvent péjoratifs) employés par l'autorité affective, c'est non seulement la nudité mais aussi le désir qui l'a suscité, ainsi que le plaisir ressenti (et donc à travers eux l'identité naturelle de l'enfant) qui seront culpabilisés en profondeur.

Qui plus est, il est un autre cas où ce n'est plus la nudité de l'enfant elle-même qui provoque une réaction négative de l'autorité affective, mais la vue malencontreuse d'un autre corps nu. Le fait d'intimer à l'enfant de ne pas regarder peut entraîner un traumatisme qui aura pour effet, plus ou moins consciemment, l'indignation même de celui-ci lors de futures expériences. *En devançant leur propre réaction, il s'assure de l'amour ainsi conditionné de ses parents.*

Dans ces deux derniers cas, l'idée même de nudité est associée au sentiment vécu par l'enfant suite à la réprobation parentale : l'*angoisse d'être abandonné* ou *de ne plus être aimé* par les personnes dont il dépend matériellement et surtout affectivement, mais plus largement la peur d'être à nouveau agressé par quiconque à ce sujet. Ce sentiment abominable est donc reporté sur l'objet du conflit : la nudité. Plus la répression aura été violente, plus le mécanisme sera *inconscientisé* (enfoui et imprimé dans l'inconscient) pour des raisons de survie émotionnelle et plus la réaction anti-nudité sera vive.

3.4. L'effet thérapeutique de la nudité

Toute cette pression sociale nous pousse à une auto-surveillance permanente *inconscientisée*, ou considérée comme normale, qui n'en est pas moins usante car elle entretient un stress permanent qui accapare une énergie qui serait bien plus utile ailleurs.

Prenant en compte toutes ces considérations, le nudisme va vouloir agir de deux manières :

- matériellement, il va chercher à *développer des "bulles de bienveillance"* plus ou moins closes où viennent se ressourcer ses amateurs. Elles ont pour vocation de les isoler momentanément de cette pression déshumanisante. Pour ce faire, il est demandé à chacun de ne pas véhiculer de jugement sur les autres mais au contraire de les accueillir tels qu'ils sont, ce qui peut parfois nécessiter un travail de déconditionnement, de désamorçage de certaines habitudes en apparence anodines (en apparence seulement).

Si la nudité y devient une règle parfois stricte, ce n'est pas tant pour mettre chacun sur un pied d'égalité sociale, même si la nudité permet d'atténuer les inégalités dans une certaine mesure, que pour désamorcer l'agressivité (souvent inconsciente) véhiculée par le vêtement. Les vêtements, ayant pris cette connotation "d'armure sociale" afin de nous protéger de l'agressivité extérieure, ils peuvent aussi la légitimer. Ainsi parés, nous craignons moins les retombées de notre propre entrée dans l'arène de la concurrence, quand nous n'y sommes pas poussés par la connotation vestimentaire elle-même !

L'obligation de la nudité dans ces lieux a donc pour but l'imposition d'un *pacte de non-agression et d'ouverture réciproque* à ceux qui choisissent d'y venir. Chacun est assuré d'y trouver la sérénité lui permettant de se ressourcer, de se vivre enfin sans craintes :

- de façon plus universelle, le mouvement nudiste va aussi se donner pour vocation de ne pas se renfermer sur lui-même mais, au contraire, participer à l'évolution de notre société. L'idée n'est pas d'abolir les règles de vie sociale, mais de réadapter ces dernières à nos besoins de manière à *optimiser la société et, plus largement, la vie humaine*. Le but du nudisme n'est pas "d'imposer" la nudité à tout le monde, tout le temps, partout, mais de la permettre sans qu'elle ne pose problème. Mais, par-dessus tout, son but est de *dénoncer les violences socio-psychologiques injustes et destructrices et d'en rechercher les racines pour les apaiser*.

Une précision s'impose cependant : le nudisme ne condamne pas le vêtement dans l'absolu et ne souhaite pas le voir disparaître. Il dénonce simplement l'utilisation abusive et délétère qu'on en fait ainsi que les comportements en lien qui détruisent notre amour-propre. Le vêtement, initialement inventé pour nous protéger des intempéries, est aujourd'hui un outil d'occultation obligatoire. Objet d'affirmation (de prétention ?) sociale, souhaitant mettre en valeur l'individu, il est devenu une armure sociale nécessaire pour nous protéger des attaques de nos propres congénères !

Par ailleurs, le nudisme met le doigt sur la violence éducative qui règne encore dans nos sociétés. Elle génère des adultes craintifs, peu enclins à la remise en question et incapables d'offrir le meilleur d'eux-mêmes.

À travers la nudité, ce sont en réalité notre dignité et notre intégrité physique et morale qui sont défendues, que l'on soit nu ou vêtu, intégralement ou partiellement.

Bien évidemment, la nudité ne soigne que les pathologies générées par son interdiction. Si elle ne suffit pas à calmer les ardeurs sexuelles de certains, c'est que leur souffrance est plus profonde et touche au domaine de la frustration sexuelle (et non plus seulement de la curiosité), sujet sur lequel nous nous attarderons bientôt.

4. Ouverture sur la réflexion "nudo-sexuelle"

Le naturisme intégral cherche à prendre en compte tous les domaines de la vie humaine tous inter-reliés. La sexualité en est un pôle non négligeable (et pourtant négligé), et c'est en toute logique qu'il est également abordé.

Comme nous l'avons déjà vu, il existe déjà un lien de complication/excitation ou de simplification/apaisement de la sexualité selon que la nudité publique est interdite ou autorisée, et donc la curiosité naturelle frustrée ou assouvie. La répression de la nudité, qui porte particulièrement sur celle des sexes, amène le nudisme, malgré lui, à s'interroger sur la question sexuelle en étudiant les causes et effets relatifs aux tabous. La sexologie fait bel et bien partie des thématiques de la revue *Vivre*, notamment par le biais du Dr Pierre Vachet, spécialiste de la question. Il réfléchit en particulier à la possibilité d'une réforme de l'éducation afin que les jeunes générations puissent croître plus naturellement et devenir des adultes plus équilibrés, au sein d'une société plus saine.

Allant encore plus loin, Marcel Kienné de Mongeot, à la fin de sa vie, écrit un livre intitulé *La révolte des Sexes*[23] aux sous-titres explicites : *Histoire de la Nudo-Sexualité et Le Nudisme contemporain.* Il y attrape le taureau par les cornes en assumant complètement le lien étroit et insécable existant entre nudité et sexualité.

Dans les chapitres sur l'histoire de la nudo-sexualité, il relève un fait curieux, à savoir qu'à mesure que nous reculons dans le temps, la nudité et la sexualité sont plus libres et valorisées, tandis que le processus de la modernité s'accompagne immanquablement d'un refoulement de plus en plus fort et conjoint de ces deux manifestations de la vie. Cette évolution n'est pas uniquement le fait de l'influence religieuse. Ainsi, il est encore autorisé de se baigner nu dans les rivières avant la Révolution française, et cette liberté se transforme en interdiction avec l'installation du nouveau régime athée.

Il montre également que ces restrictions suscitent une révolte instinctive de la biologie humaine, poussant certains individus à refuser l'injustice et à proposer des alternatives, rarement tolérées[24] et réprimées plus ou moins violemment selon le régime en place. À moins bien sûr qu'elles ne soient vécues dans la clandestinité, comme

---

[23] Les pages volantes de ce livre écrit en 1972 sont malheureusement restées inédites pendant plus de 40 ans, sous forme de tapuscrit corrigé à la main et conservées dans les archives de l'ANEP. Ayant eu la chance d'y avoir accès, j'ai eu l'autorisation de les numériser pour les retaper et enfin les publier au format numérique librement accessible sur la toile.

[24] Le nudisme, pouvant être compris comme un "sursaut" de notre nature, ne peut à l'époque se défendre efficacement et, dans une certaine mesure s'imposer, uniquement en raison de motif médical dans un contexte où la science est déjà l'autorité suprême.

c'est souvent le cas de bien des prohibitions, ou bien ne finissent par participer, à l'instar de la pornographie, à l'économie du système répressif en place (ce qui relève, bien évidemment, d'une totale hypocrisie institutionnelle).

Dans la deuxième partie, tirant le bilan de son expérience de bâtisseur et meneur du mouvement nudiste français (en lien avec les mouvements des autres pays), ainsi que des péripéties survenues au sein de sa propre structure, il explique que si la nudité peut parfaitement se vivre sans débordements sexuels publics, il reste néanmoins une zone d'ombre : l'"Eros[25]" (que le naturisme intégral assume pleinement), cette force vitale qui anime tout l'être (sexe compris, mais qui ne saurait s'y réduire) et qui semble souffrir de la place que la structure sociale lui offre… ou plutôt ne lui offre pas. Il y a quelque chose à propos du sexe, ou autour du sujet, qui demeure occulté, étouffé et qui cherche pourtant à se vivre, à se comprendre, sans y arriver sainement dans aucune des alternatives légitimes ou illégitimes existantes.

Dans ce livre, Kienné de Mongeot ouvre un débat, pose une question et, s'avouant incapable d'y répondre définitivement, invite ses successeurs à poursuivre la recherche… ce qui, apparemment, ne fut pas fait[26], générant une situation embarrassante sur laquelle je reviendrai plus tard…

---

[25] Entre 1945 et 1946, il tente de rebaptiser sa revue ainsi sur trois numéros, mais devant la forte gêne de ses lecteurs, pas encore prêts à assumer ce terme dans le contexte hyper-moraliste de l'époque, il revient au titre initial, *Vivre d'Abord*, qu'il sous-titre *série Eros* sur trois autres numéros, puis y renonce finalement.

[26] À leur décharge et bien qu'avant d'être restitué à l'ANEP, ce tapuscrit a circulé entre les mains de membres (semble-t-il dirigeants) du mouvement, le livre n'avait pas été publié, il n'était donc pas "officiellement" connu. Ceci dit, la réflexion était déjà entamée avant l'écriture de l'ouvrage qui ne fait que poser de manière plus directe les questions déjà formulées auparavant...

Chapitre 2

Le nudisme et la sexualité…

Le nudisme, en s'opposant à la nudo-phobie dont la véritable cible est la sexualité, n'offre-t-elle pas un nouvel axe de réflexion sur le sujet ?

Il est coutume aujourd'hui d'entendre dire par les nudistes que la nudité et la sexualité n'ont rien à voir, à l'instar d'Albert Lecoq (fondateur de la Fédération Française de Naturisme succédant au mouvement *Vivre* après la Seconde Guerre mondiale, nous y reviendrons plus loin) qui répond aux interrogations journalistiques par cette expression : “Le sexe ?...‘Connais pas”.

…Et pourtant, la question avait bel et bien été soulevée par ses prédécesseurs.

1. Socio-sexualité

Dans ses recherches nudo-sexuelles, Kienné de Mongeot est tout près de mettre le doigt sur un formidable élément de compréhension des besoins humains qui, à mon avis, s'inscrit complètement dans la continuité de la recherche du naturisme intégral, dans lequel s'insère le nudisme et qui touche à la structure socio-familiale.

Dans la conclusion de l'un de ses livres précédents, *Beauté et Libre-Culture*, il évoque un état de fait qui l'indigne au plus haut point et qu'il dénonce vigoureusement : le sort misérable traditionnellement réservé aux filles-mères et leurs enfants illégitimes (c'est-à-dire s'inscrivant hors mariage), mises au rebut de nos sociétés. Il cite des exemples d'états préchrétiens antiques qui, soucieux de l'équilibre de chacun des membres de la population sous leur juridiction, accordent une allocation maternelle à toutes les femmes sans mari. De cette manière, toutes les mères déshéritées peuvent élever convenablement leurs enfants naturels, considérés eux aussi comme l'avenir de la société. De ce fait, le libre-amour reste possible et, d'une certaine manière, favorisé pour celles et ceux dont le mariage est soit inaccessible, soit indésirable.

Par ailleurs, au début de la première partie intitulée "Histoire de la nudo-sexualité" de son livre *Révolte des sexes*, Kienné de Mongeot accorde tout un chapitre à ce qu'il appelle les "troglodytes", peuple mystérieux et contemporain de l'Égypte antique considéré comme des humains sauvages, car vivant nus et s'organisant en "communautés de femmes".

Les termes sont ambigus car ils peuvent désigner des communautés organisées autour ou composées exclusivement de femmes. Ils semblent davantage évoquer une société où les femmes sont "mises en commun", terme masculiniste bien maladroit en vigueur à l'époque pour simplement désigner la liberté sexuelle qui régnait entre les membres adultes (et semble-t-il égalitaires) de la communauté.

Si Marcel Kienné de Mongeot avait rencontré son contemporain Wilhelm Reich, il aurait pu mettre un nom à la fois sur la structure familiale contraignante qui cause tant de mal à notre espèce, et sur celle bien plus bénéfique qui s'organise autour des désirs naturels et des besoins matériels et psychoaffectifs des adultes et des enfants.

Wilhelm Reich[27] reprend les observations de l'ethnologue Bronislav Malinovski des différentes tribus trobriandaises (certaines existent encore aujourd'hui). Cette ethnie se répartit sur différentes zones d'un chapelet d'îles mélanésiennes, les îles Trobriand, et il remarque que d'un bout à l'autre la structure socio-familiale change et que l'état du tissus social s'en trouve impacté.

Dans les sociétés qu'il qualifie de "patriarcales", reposant sur le mariage et ses impératifs, l'ambiance est plus tendue, les individus plus énervés, agressifs, ou au contraire éteints.

Dans les sociétés qu'il qualifie de "matriarcales", ne connaissant pas le mariage et ses impératifs, l'ambiance est beaucoup plus détendue et heureuse, les individus plus joyeux, vifs et légers.

La différence "organique" entre les deux structures repose sur l'institution du mariage (et plus précisément la paternité) et les impératifs comportementaux qui y sont liés, imposant un "contrat sexuel" parfois très contraignant. Wilhelm Reich pointe du doigt cette sexualité réprimée, contrôlée (virginité, exclusivité sexuelle -de la femme principalement- permettant

[27] Wilhelm Reich est un psychanalyste. Élève de Freud, il a cependant une conception bien plus "hygiéniste" de la nature humaine que ce dernier, ce qui lui vaut de s'y opposer quand le "maître" de la psychanalyse affirme qu'il y a au sein de chaque organisme vivant des pulsions naturellement vitales d'une part, et morbides d'autre part. Reich, considérant qu'il est absurde et contre-productif que la nature dote ses espèces d'instincts autodestructeurs, les dangers extérieurs étant déjà suffisamment nombreux, propose plutôt la vision (tout à fait naturiste) suivante : il n'y a au sein de chaque organisme vivant que des pulsions vitales saines, mais si elles sont réprimées, elles seront contraintes, obligées de s'exprimer quand même, par voies détournées et, de ce fait, plus ou moins malsaines. Ainsi déviées, elles génèrent déviance et perversion. La perversion met à mal l'équilibre de l'individu et de l'espèce et n'est donc absolument pas naturelle.

d'assurer la filiation génétique), ses entorses (les infidélités) et ses débordements (viols) sévèrement et inégalement punis chez les patriarcaux.

Au contraire, la sexualité naturelle est parfaitement libre et honorée chez les matriarcaux (excepté l'inceste). Entorses et débordements n'ont plus de raisons d'advenir, n'étant finalement que des conséquences de la frustration générée par sa répression.

À vrai dire, si le terme "patriarcat[28]" est approprié car il désigne le pouvoir accordé au rôle du père (sur le reste de la famille qui lui est assujetti), le terme "matriarcat" l'est beaucoup moins car cette société n'est pas le miroir inversé du patriarcat, accordant aux mères le rôle dominant. Il s'agit là d'un autre type d'organisation, sans hiérarchie ni domination des uns sur les autres.

La seule chose qu'il désigne est l'importance accordée au rôle maternel, dans le but de prendre au maximum soin des mères car elles sont les personnes les plus éminemment importantes et les plus naturellement qualifiées pour veiller au bon équilibre de leurs enfants, et comprendre leurs besoins. Ces familles sont en général matrilinéaires (c'est le lignage maternel qui est pris en compte), matrilocales (chacun reste vivre dans sa famille natale maternelle et participe à sa vie) et avunculaire (ce sont les oncles qui occupent le rôle de référents masculins auprès des enfants). Cette structure est celle qui, semble-t-il, répond au mieux aux différents besoins naturels de tout un chacun.

---

[28] Je n'ai d'ailleurs pas développé les côtés politique et économique de la question qui sont aussi très importants dans la structure sociale, pour me concentrer exclusivement sur l'aspect directement "organique" déjà complexe. Pour aller plus loin, lire mon PDF, *Comprendre le matriarcat,* qui développe plus en profondeur le sujet (https://inspiration-naturienne.blogspot.com/2018/06/matriarcat-le-petit-e-book.html).

Bien entendu, si le matriarcat bien compris semble être la structure optimale pour notre espèce, il existe entre matriarcat et patriarcat de très nombreux intermédiaires qui relèvent en fait de “concessions” patriarcales à des habitudes matristiques plus anciennes. Les sociétés gauloises sont par exemple un mélange de culture celte patriarcale exogène et de matriarcat indigène, d’où la plus grande place accordée aux femmes (malgré un esprit guerrier certain).

Ainsi, dans les structures semi-patriarcales, le rôle socio-économique de la femme peut être égalitaire, le divorce peut-être facilité (la notion de mariages temporaires reconductibles a même été inventée), ou encore les relations extraconjugales parfaitement intégrées.

Wilhelm Reich lui-même ne prône pas le retour au matriarcat. Il propose par exemple d’aménager le patriarcat existant en accordant aux jeunes adultes un temps de liberté amoureuse et éventuellement ensuite des aménagements au couple, de manière à ce que la société dans son ensemble retrouve une partie de son équilibre sans trop bouleverser l’organisation sociale.

2. Nudité, sensualité et sexualité

Wilhelm Reich pointe l’importance de la sexualité et des conséquences de sa répression dans l’équilibre psychologique des adultes. Avec la découverte de cette structure familiale, il met en lumière quelque chose de bien plus fondamental chez tous les individus, à commencer par les enfants, mais aussi les adultes, les femmes comme les hommes, à l’intérieur comme à l’extérieur du foyer : *les besoins affectifs*. Souvent ignorés et même pire méprisés dans les sociétés patriarcales, ils génèrent pourtant l'ocytocine qui occupe dans l'équilibre humain l'importante place dont nous avons parlé. Ils se manifestent par des regards, des paroles et plus globalement par toutes les attitudes bienveillantes ; mais la plus forte des manifestations affectives, celle qui a l'impact le plus profond, c'est le contact physique, doux, délicat et sensuel.

Depuis sa fondation et certainement en raison de la peur de “débordements”, notamment chez les adultes masculins, et faute d'avoir pu pousser la réflexion jusque-là, le nudisme a le plus souvent écarté l'orientation sociale de la sensualité pour éventuellement ne se concentrer, et encore qu'avec timidité, que sur son orientation environnementale (le plaisir de sentir la caresse des éléments et le bien-être physio-psychologique qui en découle).

Concernant l'aspect social de la nudité, il s'en est généralement tenu au seul contact visuel, et encore bien auto-discipliné de peur que la saine et bienveillante impulsion contemplative, suscitant des émotions bénéfiques, ne soit interprétée comme un voyeurisme d'excitation lubrique.

La simple idée de câlins[29] nus éventuellement publics suscite une certaine crispation, comme si cet acte menaçait de faire basculer un nudisme familial en une orgie sexuelle. Notre bain culturel nous conditionne à associer quasi automatiquement la notion de sensualité à celle de sexualité, l'un conduisant nécessairement à l'autre. Cette crainte n'est pas entièrement infondée, si l'on en juge certains dérapages dont je parlerai un peu plus loin.

---

[29] Le mot prenant de plus en plus une connotation sexuelle, je précise que je l'emploie dans le sens d'étreintes non sexuelles.

Mais cette situation rendant délicate toute exploration sensuelle de la nudité est justement une raison valable pour que le nudisme se penche sérieusement sur la question.

Nous savons pertinemment que le contact en peau-à-peau est bénéfique et nécessaire pour le développement des bébés (notamment avec sa mère, mais pas seulement). Cependant, le spectre de l'inceste hante souvent les esprits, leur faisant craindre une dégénérescence mentale si l'enfant tète trop longtemps le sein de sa mère, s'il est trop câliné, s'ils prennent le bain ensemble, se font des bisous, etc.

Quand le nourrisson a pu recevoir suffisamment de contacts générateurs d'ocytocine (selon la culture familiale et sociétale, ce n'est malheureusement pas toujours le cas !), la prodigation de câlins cesse plus ou moins tôt dans l'enfance, ce qui peut se comprendre d'un point de vue biologique : l'individu devenu adolescent tourne son attention vers l'extérieur. S'il n'y a pas de relais permettant de poursuivre ces câlins à l'extérieur du cocon familial (les rapports entre (pré)adolescents masculins et féminins étant encore très mal accueillis), le contact sensuel s'arrête tout simplement et parfois quasi définitivement tandis que sa pratique reste un besoin important et bénéfique pour notre espèce.

Considérant que la nudité est non seulement notre état naturel mais qu'elle constitue en cela un besoin physiologique pour notre organisme, et également que la sensualité est un besoin psychosocial important pour notre espèce, comment articuler sainement ces deux réalités, tout en conservant l'aspect "familial" excluant (*a priori*, nous y reviendrons) les manifestations publiques de la sexualité ?

La question n'est pas nouvelle et une articulation a notamment déjà été expérimentée par le passé par des sujets de notre culture chrétienne, dans l'Antiquité ou au Moyen Âge au travers d'une pratique décriée et appelée syneisaktisme. Elle consistait, pour les moines et les nonnes, à dormir ensemble, entièrement nus, sans avoir de relations sexuelles.

Rappelons tout de même que le sommeil vêtu est anecdotique dans l'histoire humaine, il a principalement été une lubie de riches qui en avaient les moyens et n'a été imposé par la morale pudibonde que très tardivement. Auparavant, tout le monde dormait nu et le couchage était généralement collectif : en famille ou encore entre voyageurs dans les auberges, en ce temps pas si lointain où la nudité faisait encore partie du quotidien.

La pratique synéisaktique a été le fait de deux groupes chrétiens très différents dans leurs motivations :

- les Pères du désert, de culture misogyne, l'expérimentaient dans une optique de mortification en se confrontant à la tentation, pour y résister afin de tenter d'en être libérés et “purifiés” ;

- plus tardivement, les moines de l'étonnant christianisme celtique, dans un but bien plus sain et égalitaire, virent dans cette forme d'ascèse une occasion d'affiner et de développer la qualité de leur âme, non pas en la torturant pour l'endurcir, mais au contraire en assouvissant ses aspirations les plus nobles (y compris l'amour pour le sexe opposé) pour l'attendrir[30].

---

[30] Sans doute est-ce ce fond celtique (voire même préceltique européen) qui influença les plus belles intentions qui animèrent le Moyen Âge, telle la *fin'amor*, l'amour courtois civilisant la brutalité féodale.

Précisons cependant qu'elle était facilitée par d'autres ascèses tout aussi saines comme l'option d'une alimentation moins riche et moins faste, qui a pour effet d'apaiser la libido et de rouvrir à plus de réceptivité sensuelle, ce qui facilite tout de même grandement la chose !

Pour ma part, ayant eu l'occasion de vivre plusieurs expériences de la sorte, j'ai pu constater :

- tout d'abord, que tout ce que j'assimilais à de l'attirance physique pour une personne relevait en réalité du besoin de voir une personne nue (satisfaisant la curiosité naturelle et par la même occasion éteignant les éventuels fantasmes) ;

- puis, je me suis également rendu compte, directement aidé par une alimentation plus physiologique calmant mes habituelles ardeurs, que les désirs "charnels" que je pouvais éprouver pour telle ou telle personne relevait en fait bien plus du désir sensuel que sexuel.

À l'inverse, quand ce désir sensuello-affectif est frustré, que nous somme privés du plaisir qu'il donne comme c'est généralement le cas, le sexe, de par les sensations analogues qu'il procure, devient souvent la dernière et la seule solution pour compenser ce manque (qui ne sera que bien mal comblé, faute de sensualité, pour en déployer le potentiel). Ainsi pourraient s'expliquer bien des addictions sexuelles irrépressibles et insatisfaisantes.

De cette façon, j'ai pu comprendre que non seulement notre culture restrictive confondait les impulsions contemplatives et le désir sexuel, mais plus encore restreignait, en particulier dans l'éducation masculine, tout le champ sensuel au désir sexuel, quand elle ne l'étouffait et ne le neutralisait pas tout simplement. Il en est de même pour la sphère affective où l'immense nuancier de sentiments appelés à se réaliser naturellement de manières très diverses, sont écrasés par de très rares et restrictives options.

La sensualité englobe la sexualité et permet même que cette dernière prenne une profondeur et une puissance physio-psychique que certains qualifieront de “religieuse” ou “spirituelle”. Elle peut optimiser les sensations et émotions sexuelles au point que l’orgasme n’est même plus nécessaire pour que l’expérience et le plaisir soient forts, nourrissants, extatiques. Il peut même alors devenir contre-productif. C’est une piste intéressante dans la recherche de contraception naturelle (absence d’éjaculation, à ne pas confondre avec le retrait *in extremis*).

Il existe cependant une frontière organique qui peut donner des repères permettant de bien distinguer ce qui relève de la sensualité sexuelle ou non sexuelle :

- aussi bien concernant la nudité que le câlin (nu ou pas d’ailleurs), est souvent objectée la notion d’“intimité”, qui est très intéressante à étudier car elle est pleine de sens. L’intime fait étymologiquement référence à l’intérieur, ce qui signifie déjà que notre nudité ne l’est pas puisque notre peau constitue précisément notre “extérieur” ;

- la sexualité est en revanche tout à fait intime car elle fait intervenir une forme ou une autre de pénétration ; elle touche d’une manière ou d’une autre à l’intériorité physique.

Organiquement, il y a bien une nette différence corporelle, entre notre derme extérieur et intérieur : la peau extérieure est sèche tandis que la peau interne est humide. On l’appelle muqueuse car générant du mucus. Cette substance permet le glissement pour éviter le frottement qui serait irritant. Et c’est valable aussi pour la bouche, qui peut d'ailleurs avoir une forte symbolique sexuelle par analogie organique (c'est bien pour cette raison qu'elle est aussi souvent utilisée dans les rapports sexuels). Ces parties muqueuses offrent une réceptivité sensorielle particulièrement fine et délicate, procurant un plaisir puissant.

Ceci étant observé, quelle place donner à nos sexes, qui, il faut bien l'admettre, n'ont pas vocation à être en activité permanente et ne servent d'ailleurs pas qu'à faire l'amour ?

Et bien, observons déjà que chacun est doté aussi bien d'un extérieur que d'une intériorité :

- les grandes et les petites lèvres de la vulve sont sèches et fermées en temps normal, et le pénis (le plus souvent au repos, son étymologie même faisant référence à sa pendaison) est couvert d'une peau sèche (extérieur), mais propose sur son gland un intérieur muqueux préservé et entretenu par le prépuce. De ce fait, la circoncision ou le décalottage permanent, prétextant souvent un motif hygiéniste, prive la surface du gland de cette intériorité en le faisant sécher et d'un contact sensitif privilégié avec la paroi vaginale, le rendant moins sensible et plus rugueux.

- d'un point de vue pratique, les étreintes qui ne mettent en contact que les parties extérieures/sèches et évitent les muqueuses humides de la peau reste donc de la sensualité non sexuelle.

- les baisers sont délicats à prendre en compte. Si les petits "bisous" secs et fermés restent du domaine de la sensualité, ceux plus ouverts et humides entre délicatement dans le champ de la sexualité. Quant aux fougueux baisers utilisant la langue, leur symbolique organique de la pénétration est sans appel.

Pour éviter toute ambiguïté nous pouvons choisir d'explorer d'autres moyens de contact, comme les humaisons (du verbe humer) : caresses avec le dessous du nez sur la peau du partenaire et respirations profondes. L'effet est particulièrement agréable pour la personne humante comme pour la personne humée.

Les seins, habituellement sexualisés tandis qu'ils ne sont que sexués, et dont l'attrait est exacerbé à mesure qu'on les dissimule, comportent eux aussi un énorme potentiel sensuel, peut-être même absolu. Leur fonction nourricière s'accompagne d'une constitution organique particulièrement douce et chaleureuse qui impacte la psyché d'un souvenir sensoriel incomparable[31].

Quand on manque d'habitude, l'apprivoisement de ces nouveaux repères (qui nécessite le déconditionnement des anciens) peut prendre du temps. La pratique reste encore à l'heure actuelle délicate car elle suscite des sentiments soumis à la confusion culturelle. Il convient d'être prêt à les (ré)explorer et à les (re)déployer, ce qui peut déclencher quelques tempêtes intérieures...

S'il veut compléter sa réparation de l'humain, je pense que la prochaine mission du nudisme sera de chercher à nous (ré)éduquer à l'approche sensuelle de l'autre, à redéployer son champ psychoaffectif et à le réhabiliter dans notre culture et notre société, notamment dans sa composante masculine qui en est particulièrement privée…

---

[31] C'est probablement aussi pour sa sensualité nourricière et du corps et de l'âme que le sein fût dans certaines traditions anciennes un symbole divin (et édénique) particulièrement révéré (Cf. *Thalassa*, de Sandor Ferenczi).

3. Masculin et féminin

La culture "machiste" qui veut faire de l'homme une caricature entre la bête brutale et le surhomme à la dureté inébranlable, écrase en chaque petit garçon tout ce qui peut être assimilé à du féminin, à savoir la sensibilité (qui fait notamment s'émouvoir et pleurer) et la sensualité qui rend plus "délicat". Considérées comme une fragilité, elles sont au contraire une force du point de vue de la capacité de perception.

Cette éducation opère une véritable maltraitance sur les garçons en leur interdisant d'être ce qu'ils sont au moyen d'un véritable "dressage" violent sur le plan psychologique, mais aussi très souvent physique.

C'est la raison pour laquelle ces garçons bridés devenus des hommes torturés, maladroits, brutaux, rendus sourds aux subtils signaux de la vie, maltraitent à leur tour, inconsciemment et sans le vouloir, les femmes qui se trouvent sur leur chemin. Frustrés, ils évacuent leurs refoulements dans une sexualité compulsive, telle une cocotte-minute prête à exploser.

Une série d'observations médicales montre que les hommes, pourtant généralement considérés comme plus forts que les femmes, sont en fait beaucoup plus fragiles, physiquement mais aussi nerveusement, c'est-à-dire psychologiquement.

Le masculin est "fabriqué" à partir du modèle féminin.

Jusqu'à huit semaines de gestation, tous les embryons ont un sexe féminin qui ne se différencie qu'ensuite : le clitoris pousse, donnant la verge et le gland ; ses "branches" internes se collent en même temps que la fente de la vulve se soude (laissant une marque bien visible depuis l'urètre jusqu'à l'arrière des testicules chez les hommes : le raphé), petites lèvres comprises, ces dernières évoluent en bourses qui accueilleront la descente des ovaires devenant ainsi les testicules.

Cette base féminine originelle se manifeste aussi à travers les tétons inutiles des hommes. Par ailleurs, le nombre important d'intersexués naturels résultant d'un processus de masculinisation partiel, illustre encore un peu plus le fait selon lequel le masculin fait partie du féminin, qu'il en est une forme particulière, et non une nature fondamentalement différente et opposée.

Il n'y aurait *in fine* qu'un seul sexe (le mot devenant étymologiquement désuet) se déclinant selon les besoins de l'espèce (certaines espèces ont la capacité naturelle de voir leurs individus changer de sexe à plusieurs reprises, ou même posséder les deux simultanément). La polarisation sexuelle s'effectue selon différentes variables rattachées à divers moteurs de la croissance humaine ; ainsi, l'existence d'un complexe nuancier d'orientations sexuelles est plus compréhensible.

Si le masculin est une déclinaison du féminin, seules certaines modalités biologiques changent. La force féminine est généralement caractérisée par l'endurance, autrement dit le déploiement dans le temps ; tandis que l'énergie chez l'homme est capable de se concentrer plus intensément sur un plus court instant, ce qui est serviable mais occasionne une usure plus rapide et plus importante. Il en est de même sur le plan psychologique : les hommes "craquent" et sombrent dans des moments de folie généralement beaucoup plus vite que les femmes, car également plus fragiles nerveusement.

Par ailleurs, nombreux sont les autres éléments qui vont dans le même sens comme l'espérance de vie ou encore la vie utérine qui voit une majorité de fausses couches et de malformation congénitales quand le fœtus est masculin.

Pour toutes ces raisons, il est impératif non seulement de désamorcer la maltraitance éducative masculine, et plus encore, au regard des bienfaits réparateurs de l'ocytocine notamment, de prendre le plus grand soin affectif et sensuel des garçons. Le féminin, dans son potentiel "pan-maternel", a un grand rôle à jouer dans ce sens : la maternité ne se restreint pas à son aspect biologique, mais peut couvrir plus largement le champ socioculturel. Chaque femme peut être une mère symbolique pour tout homme qu'elle "élève" vers plus d'humanité, y compris dans l'initiation amoureuse et sexuelle. Cette "maternité", toute symbolique, ne relève pas de l'inceste.

Le naturisme intégral, invite à déprogrammer tous les principes culturels qui viennent contrecarrer et perturber les impulsions naturelles (comme l'instinct maternel) car ils institutionnalisent une forme de maltraitance ordinaire dont les conséquences, à long terme et à grande échelle, peuvent s'avérer désastreuses.

Cependant, la Nature garde toujours ce pouvoir auto-régénérateur si on lui en laisse le temps et les moyens. Aussi, cette sensualité sensible et affectueuse peut être régénérée, petit à petit, par des soins ocytociniques affectueusement (et non moins courageusement) répétés...

Deuxième Partie

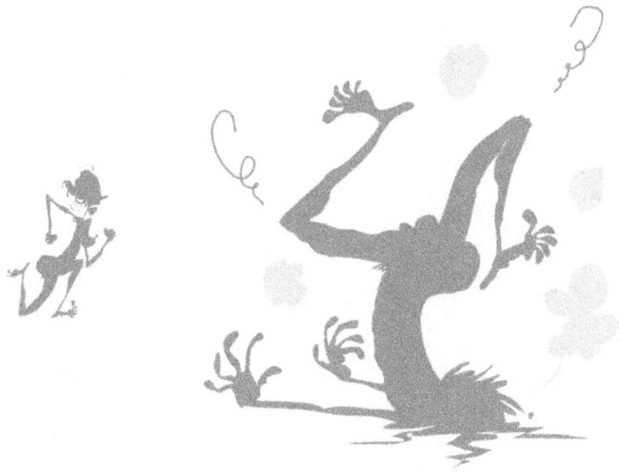

Chapitre 3

Involution du mouvement…

Si l'on compare ce qu'était le mouvement nudiste à ses débuts, une profonde recherche du soin de l'humain, et ce qu'il est devenu aujourd'hui, un loisir à forte tendance commerciale, nous sommes en droit de nous demander ce qui a bien pu se passer…

Certains parlent d'une "évolution naturelle", mais peut-on réellement appeler ainsi une transformation qui n'a plus grand-chose de commun avec son origine ? Allant jusqu'à totalement ignorer la raison même de son existence ?

Reprenons le fil de notre histoire du mouvement nudiste afin d'y voir plus clair...

1. Apogée, effondrement et renaissance

"Naturellement", le jeune mouvement nudiste fait rapidement face à de vives oppositions et attaques, notamment au sein du mouvement naturiste, de la part du Dr Paul Carton pour lequel le nudisme est une "ignominie", et qui va jusqu'à faire interdire la revue *Vivre* des kiosques parisiens, n'admettant pas qu'un nudisme pourtant hygiéniste soit associé au naturisme dont il est l'un des premiers "relanceurs". Il finit d'ailleurs par nommer "hippocratique cartonien" le naturisme qu'il défend pour clairement se démarquer de cette nouvelle impulsion.

Ceci étant dit, la plupart des attaques consiste en de vives critiques médiatiques provenant de moralistes de tous bords auxquels Kienné de Mongeot se fait un honneur de répondre par la logique pragmatique, scientifique et philosophique.

L'accusation générale dénonce une manœuvre allemande pour "démoraliser et pervertir la jeunesse" française. Or, si effectivement le nudisme est apparu plus tôt en Allemagne qu'en France et que les réalisations de la première ont servi d'exemple à la seconde, ils n'ont pas la même origine. Le jeune nudisme français puise son inspiration dans la philosophie grecque antique et enseignera beaucoup de choses au nudisme germanique qui n'avait pas eu besoin de développer autant sa réflexion. En effet, l'Allemagne n'a pas eu besoin de fournir autant d'efforts intellectuels que la France pour faire accepter la nudité ; la culture du pays étant bien moins pudibonde...

Kienné de Mongeot fera alors remarquer que le nudisme est encore plus ancien dans les pays slaves, encore moins pudibonds, pour avoir été encore plus tardivement et moins profondément christianisés que les germains : c'est en fait que dans les pays latins la nudité a été réprimée depuis plus longtemps et encore plus intensément qu'ailleurs, réapparaissant donc logiquement plus difficilement, donc plus tardivement, et avec plus d'efforts que chez leurs voisins.

Néanmoins, en quelques années à peine, le mouvement naturo-nudiste prend un essor impressionnant, mû par la prise de conscience des bienfaits de la nudité qui s'étoffe avec l'accumulation des données.

Dans la suite des observations coloniales du Dr Fougerat de Lastours, de nombreux articles de la revue *Vivre* se penchent sur le cas de ces peuples "primitifs" pour lesquels la nudité sexuelle peut être coutumière (permanente ou non).

Certaines pages reproduisent des expériences provenant d'autres pays colonisateurs, montrant que pour une même ethnie, les tribus non soumises à l'impératif du cache-sexe conservent des mœurs simples et saines ; tandis que celles qui l'adoptent développent les mêmes troubles psychosociaux que les occidentaux, perturbant complètement la qualité du tissu social.

À tel point que la revue rapporte l'expérience d'un fonctionnaire de l'administration coloniale anglaise missionné en Polynésie, demandant à sa hiérarchie d'abandonner l'obligation des vêtements européens imposés aux indigènes, cette contrainte vestimentaire ayant pour effet de catastrophiques problèmes d'hygiène et de morale, et de graves répercussion sociales comme l'augmentation de "*méfaits et crimes jadis totalement inconnus dans les îles*".

D'autres médecins apportent leur pierre à la nudo-thérapie, à l'instar du Dr Pathault, observant l'optimisation des bains d'air et de soleil dans un contexte côtier par l'ionisation de l'air opérée par l'interaction des rayons solaires sur la surface maritime.

Sur le terrain, les lecteurs se réunissent localement pour créer des associations nudistes, les "clubs gymniques", dans la continuité du Sparta Club fondé par Kienné de Mongeot. Y sont proposés des terrains sur lesquels on peut s'adonner en toute quiétude au sport et à la baignade en nudité intégrale ou en maillot de bain très réduit (ce qui est déjà une grande avancée nudiste par rapport aux costumes en vigueur dans les lieux publics).

Le message commence à avoir de plus en plus d'impact et de crédit auprès des politiques et certains proposent même des terrains publics au mouvement pour qu'il y implante de nouvelles structures[32].

Puis la Seconde Guerre mondiale éclate, stoppant net la fulgurante ascension du mouvement qui était en train d'impacter sérieusement la société française.

Malgré les restrictions budgétaires et la hausse des matières premières, la revue essaie de survivre à travers une poignée de numéros. Puis, la guerre terminée, elle reprend sa publication régulière, mais la donne sociopolitique ayant considérablement changé, le mouvement Vivre s'éteint peu à peu.

Le nudisme change alors de main, de structure, d'orientation… et de visage.

Le nouveau mouvement bientôt incarné par la création de la *Fédération Française de Naturisme* (ayant pour vocation de rassembler les différentes associations naturistes, anciennes et nouvelles) et de son pendant commercial la *SocNat* (ayant initialement pour but d'impulser financièrement la création de structures commerciales) est amorcé par Albert Lecoq, venu au nudisme dans son enfance pour avoir été soigné par la cure héliomarine du Dr Pathault.

Initialement, la Fédération avait pour but de rassembler toutes les obédiences naturistes, y compris les non-nudistes (parmi lesquelles les disciples du Dr Paul Carton), raison pour laquelle elle ne s'est pas intitulée “Fédération Française de Nudisme”.

---

[32] C'est le cas de l'île du Levant où est implanté le domaine naturiste *Héliopolis*, initialement proposée à Kienné de Mongeot en 1929 qui, déjà accaparé par d'autres installations, propose le projet aux frères Durville.

Mais, très vite mal à l'aise à propos du nudisme auquel ils ne veulent pas être associés (d'autant plus qu'il est parfois pratiqué sans les autres composantes du naturisme), les non-nudistes quittent la Fédération. Malgré le fait qu'il ne reste plus que les nudistes, plus ou moins naturistes, la FFN n'effectue pas la rectification, et c'est ainsi que le mot "naturisme" devient malencontreusement exclusivement synonyme de "nudisme".

Critique vis-à-vis de l'orientation élitiste et ascétique du mouvement *Vivre* touchant principalement, il est vrai, les sphères les plus intellectuelles de la population (mais dans le but d'influencer l'évolution de la société en interpelant ceux qui sont à ses commandes), Albert Lecoq oriente volontairement le mouvement dans une perspective plus sociale et moins exigeante afin que les bienfaits de la nudité soient plus rapidement accessibles à tout un chacun. Il impulse la création d'un nouveau type d'associations, les Clubs du soleil (dans la lignée des Clubs Gymniques, mais au nom et aux intentions plus simples et accessibles) et s'inspire du modèle économique du Club-Med[33], en plein essor à cette époque, pour propulser la nouvelle dynamique en créant le premier grand centre de vacances nudiste qui reste aujourd'hui la référence du mouvement : le *Centre Hélio-Marin de Montalivet.*

Très vite et dans la même optique est créée la *Fédération Internationale de Naturisme* qui opte, quelques années plus tard, pour une définition qui, pourtant animée

[33] Certains de ses successeurs à la tête de la Fédération vont encore plus loin dans l'optique commerciale qui achève de détourner le mouvement de son sens premier.

des meilleures intentions, ancre un peu plus la confusion nudisme/naturisme et efface définitivement des mémoires la référence hygiéniste qui en est pourtant à l'origine[34].

Cependant, Lecoq, la Fédération, l'optique sociale et financière de la nouvelle mouvance ne sont pas seuls responsables de l'occultation des fondements hygiénistes. Dans une certaine mesure, ils y ont été aussi contraints par une erreur commise avant-guerre par Kienné de Mongeot et le mouvement *Vivre*.

2. L'erreur du mouvement *Vivre*

Le nudisme soulevant la question sexuelle et notamment celle de l'éducation sexuelle des jeunes générations, se montre particulièrement ouvert, et même à l'affût, de toutes les nouveautés scientifiques qui peuvent soutenir cette réflexion.

Ainsi, les membres de l'équipe de *Vivre* ouvrent petit à petit[35] leurs pages et leur mouvement à Eugène et Jeanne Humbert, représentants d'une pensée venue d'Angleterre, qui travaillent justement sur les questions d'éducation et de liberté sexuelle et appartiennent au mouvement néo-malthusien (affirmant reposer sur la science).

---

[34] "Le naturisme est une manière de vivre en harmonie avec la nature, caractérisée par la pratique de la nudité en commun, ayant pour but le respect de soi, des autres et de l'environnement". En 2010, le mot "but" est remplacé par "conséquence", ce qui accentue le contresens, sans parler du décalage manifeste qui existe entre l'idéal présenté par la définition et la réalité du terrain.

[35] À partir du n° 51 du 15 août 1929.

Oui mais voilà, la motivation première du mouvement néo-malthusien est la réduction de la population et l'optique préconisée est l'eugénisme qui suppose une sélection (artificielle) des "meilleurs gènes" et comporte deux versants :

- l'un considéré comme positif est l'éducation sexuelle (qui est en fait plus précisément une éducation à la contraception et le combat pour la légalisation de l'avortement),

- l'autre négatif est la stérilisation des "inaptes", voire leur abandon ou leur mise à mort (de manière à ne pas "contaminer" le reste de l'espèce par la voie reproductive).

Le naturisme intégral, et donc le nudisme, intègrent avec joie le côté positif, ne prenant manifestement pas la mesure de ce qu'implique le principe néo-mathusien dans son ensemble. Le terme "eugénisme" est donc allègrement repris et défendu par le mouvement *Vivre*, associé à l'hygiénisme alors que leurs significations sont pourtant purement et simplement opposées.

Ils partent tous deux de l'observation selon laquelle s'opère une "dégénérescence humaine" sur les plans physique et mental, avec chacun leur compréhension propre et en y apportant une réponse différente :

- l'eugénisme considère que c'est un fait inéluctable qui atteindra tout un chacun tôt où tard et qu'il convient donc d'empêcher les gènes "défectueux" de se propager (la fin justifiant les moyens) ;

- l'hygiénisme considère qu'elle est due à des modes de vie inappropriés et croit en la force régénératrice de la nature. Il cherche à mettre en place tous les moyens sains pour la favoriser et éviter la dégénérescence.

Conscient des motivations profondément humaines de Kienné de Mongeot et de ses collaborateurs, j'ai peine à comprendre qu'ils n'aient pas perçu l'horreur idéologique véhiculée par les eugénistes et le livre de Jeanne Humbert, intitulé *En Pleine Vie*[36] (peu de temps après l'entrée des Humbert dans la rédaction).

Elle y démontre une parfaite incompréhension de la logique hygiéniste. Elle soutient l'abjecte thèse spencériste (également nommée "Darwinisme social") suggérant que la pauvreté est le résultat d'une tare génétique. Aussi, la concurrence sociale participerait au principe de sélection naturelle, la richesse étant la récompense des meilleurs gènes. Elle défend l'idée d'euthanasie imposée aux vieillards (supposant que la dégénérescence finit par toucher aussi les mieux-nés et les meilleurs gènes) de manière à ce qu'ils ne soient pas un poids pour la société. Elle n'envisage pas une seconde que la régénérescence est possible et la dégénérescence évitable… Sans parler d'une organisation sociale qui pourrait veiller à ce que chacun puisse bénéficier du nécessaire pour assurer son équilibre et éventuellement restaurer une hérédité abîmée, ce qui aurait été le thème d'une véritable pensée naturiste...

Il y a une incompatibilité absolue entre Fougerat de Lastours qui dénonce sévèrement la pudibonderie qui condamne à la mort un enfant malade, en interdisant à sa mère, sans le sou, de l'exposer nu aux quelques rares rayons solaires qui illuminent la cour intérieure de leur immeuble d'une part, et d'autre part Jeanne Humbert qui, dans son roman, semble se satisfaire de la mort d'un

---

[36] Éditions de Lutèce, 1930.

nouveau-né d'une famille pauvre, estimant que c'est mieux ainsi pour lui et sa famille[37].

J'ai du mal à comprendre ce manque de discernement du mouvement *Vivre*[38]. Bien qu'après-guerre Kienné de Mongeot rejette l'eugénisme (après que chacun ait pu constater la mise en pratique de sa face négative), le mal est fait : hygiénisme et eugénisme sont confondus, leur phonétique très proche aggravant encore plus l'amalgame des opposés... Le mouvement nudiste, bien embarrassé et certainement incapable de sortir de cet imbroglio, préfère donc jeter le bébé avec l'eau du bain et en quelques générations les références hygiénistes disparaissent des mémoires.

3. Conséquences actuelles

Si dans les apparences ce grand ménage décapant semble avoir sauvé le nudisme[39] et lui avoir assuré une belle prospérité[40], il est néanmoins une série de problèmes

---

[37] Au moment d'écrire ces lignes m'apparaît une bribe d'information m'indiquant que Fougerat de Lastours ait quitté la ligue *Vivre* un an avant la publication du livre de Jeanne Humbert… Le désaccord le poussant à fonder son propre mouvement a-t-il été suscité par l'arrivée du couple d'eugénistes ?

[38] Sans doute le soutien considérable d'Eugène Humbert dans la poursuite de la publication de la revue et des articles grossièrement élogieux et pompeusement flatteurs à l'égard de ses fondateurs ont-ils quelque peu perturbé le jugement de Kienné de Mongeot, je n'ai pas encore pu éclaircir ce mystère...

[39] Quoique la suspicion d'accointances entre le nudisme et le régime hitlérien (par ailleurs alimentée par la croyance en l'origine allemande du nudisme français) revienne régulièrement sur le tapis. Or, dès 1933, Kienné de Mongeot donnait des conférences contre Hitler.

[40] La France est la première destination mondiale du tourisme nudiste (source AFP), brassant un chiffre d'affaire non négligeable… mais de là à dire que c'est bon signe pour la philosophie nudiste elle-même…

plus ou moins conséquents qui s'accumulent au sein du mouvement et qui, pour moi, sont symptomatiques d'une perte de repères et de sens.

Tout d'abord, le terme "nudisme" est rejeté et déprécié par ses propres pratiquants, sans doute perçu comme dévalorisant et surtout mal compris en raison de son contenu oublié. La nudité reste pourtant l'intérêt principal et le dénominateur commun du mouvement ainsi que l'unique axe de la démarche exprimée dans la dernière définition du terme "naturisme" qu'ils lui préfèrent.

La communication a beaucoup changé elle aussi : d'un discours offensif affirmant que la nudité est un besoin humain sain que la société se doit de réhabiliter (en pointant du doigt les conséquences invalidantes et déshonorantes de son interdiction), on est passé à une position tout juste défensive, récusant les fantasmes malsains qui sont projetés sur la nudité intégrale collective, mais sans être capable de les réfuter. Le mouvement mendie une tolérance à son égard, décourageant, faute d'efficacité argumentaire, un nombre de plus en plus important de membres d'avouer leur pratique à leurs proches, leur famille, de peur d'être à nouveau frappés par la honte sociale.

La façon de vivre la nudité elle-même est sujette à de nombreuses controverses : elle fait l'objet d'une obligation quasi permanente dans les espaces dédiés, où il est cependant impératif d'intercaler un linge entre l'assise et soi. Ceux qui solutionnent l'injonction contradictoire par le port d'un paréo noué à la taille (ce qui reste en soi un bon compromis physiologique), sont mal perçus par les puristes, qui ont par ailleurs bien du mal à expliquer rationnellement pourquoi la nudité collective est si importante tandis que l'assise nue est problématique.

L'utilisation d'un linge peut éventuellement se comprendre dans le contexte où l'hygiène naturiste n'est plus mise en pratique, occasionnant une plus grande fragilité des organismes. Mais si la nudité intégrale est ponctuellement problématique et éventuellement non hygiénique, est-il pertinent d'en faire une règle de vie aussi centrale ? Ne devrait-on pas la réserver à des moments et activités où elle est la plus appropriée ?

À vrai dire, cette interdiction de l'assise nue est récente (années 80-90) et ne s'explique par aucun précédent sanitaire ou épidémique (les photos d'archives ne montrent aucune précaution particulière à ce sujet). Il faut reconnaître que les installations rustiques (banc en bois ou en pierre) et la nudité privilégiée en extérieur n'ont pas le même effet (ne serait-ce qu'au niveau de la transpiration) que l'emploi de plus en plus courant des matières plastiques (dures, tissées ou mousseuses) que l'on connaît aujourd'hui.

Si l'on rencontre parfois certaines images de personnes assises sur leur serviette repliée, c'est uniquement pour leur confort personnel, non pour des raisons d'hygiène.

Cette interdiction provient de l'oubli des fondements hygiénistes du nudisme, considérant la nudité comme l'état le plus hygiénique et donc le plus propre qui soit. Cet oubli laisse entrer au sein du mouvement une gymnophobie illogique considérant la nudité comme étant sale en soi, ceci étant dit, il est erroné de considérer que le simple déshabillement nous rend automatiquement plus propre. Dans le cas où nous avons transpiré dans nos vêtements générant un bouillon de culture de germes et de bactéries pathogènes et de ce fait malodorants, le rinçage à l'eau claire reste un préalable nécessaire à la vie nue.

D'autre part, ce besoin que tout le monde "joue le jeu" de la nudité intégrale est relatif au contexte social qui, non seulement interdit la nudité, mais plus encore crée des complexes à travers des codes vestimentaires, corporels et comportementaux. La nudité collective relève alors d'une volonté de désamorcer ces tendances néfastes d'un gage tacite de réciprocité. Mais, dans un contexte où le nudisme accomplit sa mission sociale de réhabilitation de la nature humaine, faisant évoluer la société non pas vers une nudité maximale, mais vers la disparition des pressions destructrices d'amour-propre, et accessoirement vers l'abandon de l'obligation vestimentaire pudibonde, cette nécessité de nudité collective permanente n'a plus lieu d'être.

Ensuite, le mouvement n'est plus en mesure de lutter efficacement, faute d'en saisir les rouages, contre les complexes aujourd'hui savamment entretenus, voire même nouvellement créés, par les publicitaires concernant les produits vestimentaires et encore davantage les soins corporels. Ceux-ci envahissent discrètement, mais de manière de plus en plus importante, les sanctuaires où ils ne devraient pourtant pas pouvoir exister.

Le phénomène de dépilation, partielle ou intégrale en est un exemple devenu largement majoritaire dans les milieux naturistes. Si son motif est généralement hédoniste (facilitant certaines pratiques sexuelles), persistent alors cependant les perturbations physiologiques parfois importantes qu'entraînent les différentes méthodes dépilatoires (irritations, infections, mycoses, dysbioses, etc.), fragilisant considérablement l'épiderme. Quand nous creusons un peu le sujet, nous constatons finalement que le prétexte « esthétique » cache en réalité un dégoût du poil, considéré à tort comme sale, antihygiénique et donc malsain, incarnant la laideur alors qu'il est tout le contraire : propre, sain, utile, bénéfique et tout à fait à sa place même si nous n'en avons pas encore forcément compris toutes les fonctions. C'est d'une partie de nous-mêmes dont il est question et la rejeter de la sorte contribue à créer un complexe qui se répand dans le milieu, influence insidieusement les autres pratiquants et se transmet aux jeunes générations dans un schéma corporel biaisé.

Ces complexes corporels, toujours sous-estimés et de ce fait non-désamorcés (qui plus est quand la nudité elle-même devient suspecte du point de vue de l'hygiène), neutralisent la démarche éducative des familles nudistes. Les enfants, s'ils sont -peut-être- moins soucieux vis-à-vis de la sexualité, ne restent pas moins violemment victimes des nouvelles tendances humiliantes dans lesquelles ils baignent dans leur contexte de vie quotidienne.

4. L'incontrôlable débordement

S'il est une question épineuse qui embarrasse particulièrement le mouvement nudiste actuel, c'est bien le phénomène d'exhibitionnisme sexuel réel qui a envahi certains espaces initialement nudistes et qui entache sérieusement son image en lui faisant considérablement perdre en crédibilité. La position actuelle du mouvement est maladroitement défensive et relève parfois d'une certaine forme de victimisation. Selon moi, il a sa part de responsabilité, ayant longtemps fermé les yeux[41] sur l'évolution du phénomène tant que ça n'éclaboussait pas encore sa réputation. Mais la cause véritable du problème,

[41] Selon Michel Pivert, certains dirigeants (notamment Phillipe Cardin, péniblement évacué par le mouvement pour ses pratiques mafieuses) ont non seulement fermé les yeux, mais plus encore encouragé et participé à ces tendances génératrices de profits.

c'est le ré-enfouissement de la question sexuelle qu'excavait justement le nudisme, mettant le doigt sur un véritable malaise social n'aspirant qu'à être solutionné.

Dans les faits, une partie de la population aspire à une certaine liberté, sinon amoureuse au moins sexuelle, et la nudité libre et collective leur offre non seulement les mêmes bienfaits physiologiques, psychologiques, contemplatifs et sensoriels qu'aux autres, mais également un terrain de rencontres privilégié, car dans l'ensemble moins conditionné, donc plus libre, ouvert et bienveillant.

Le problème, c'est que le phénomène reste dans la sphère de l'inassumé et du non-dit de la part des têtes pensantes du mouvement, plaçant la satisfaction de ce besoin dans une certaine forme de clandestinité sans cadres ni repères, alourdissant l'ambiance de sous-entendus ambigus et laissant la porte ouverte à tous les dérapages. On en arrive ainsi à des situations difficilement gérables où, faute de parvenir à repousser ces débordements, c'est le nudisme "sain" qui doit fuir ou qui se voit interdit.

Il pourrait tout à fait être acceptable que ces pratiques puissent se voir offrir des espaces réservés (à l'abri des regards non-participants par exemple) mais, à mon sens, cela ne règlerait pas la question de trouver une place saine et épanouissante à ces impérieux désirs.

Pour avoir brièvement séjourné dans un de ces lieux à la réputation sulfureuse, et bien que je n'ai assisté à quasiment aucun des "spectacles" qui s'y déroulent (si ce n'est à un défilé permanent de *piercings* intimes ostentatoires), j'ai pu ressentir une ambiance lourde et étouffante, bien loin de la joie et de la légèreté qui émanent de la saine et simple satisfaction d'un désir naturel. Il y règne encore, à mes yeux, une certaine souffrance et l'expression des désirs y relève donc sûrement plus du défoulement provisoirement apaisant que de la réelle libération nourrissante, voire peut-être même d'un appel à l'aide inconscient.

Le défoulement implique (et ce faisant désigne) un refoulement qui, justement parce qu'il est inapproprié et ne convient pas à notre nature, nécessite ce genre de "soupape" pour dépressuriser. Le défoulement, contrairement au déconditionnement qui opère un effort de contenance le temps nécessaire à l'achèvement de son processus, est explosif, et de ce fait aveugle, rarement sain, et qui plus est difficilement contrôlable, tout juste à peine canalisable[42]. La pensée nudiste devrait, selon moi, chercher à traiter la cause du refoulement de manière à ce que ce dernier n'ait plus lieu et ne nécessite donc plus de défoulement. Qui plus est, il devrait chercher une place juste, de nouveaux repères à ces désirs de manière à ce que leur satisfaction reste saine pour les personnes qui les vivent, mais aussi leur entourage et par extension tout le tissu social qui s'en trouve nécessairement impacté.

Dans ce cas précis, le refoulement ne réside sans doute pas uniquement dans la frustration sexuelle. Le sexe aurait plutôt pour fonction de canaliser les défoulements d'autres frustrations telles que la pression, la difficulté, le manque de plaisir et, *in fine*, le non-sens de la vie quotidienne. La surabondance de règles contraignantes stimule, par réaction organique, une certaine rébellion appelant à les enfreindre régulièrement. L'organisme fatigué et frustré

---

[42] Dans certains lieux pourtant publics réputés pour ces débordements (notamment le quartier dit "naturiste" du Cap d'Agde), la loi punissant l'exhibition sexuelle n'est même plus appliquée tellement l'ampleur du phénomène dépasse les forces de l'ordre… ou bien arrange les pouvoirs politico-financiers locaux. Mais c'est un autre sujet qui ne concerne pas le mouvement nudiste et le rôle qu'il a à jouer lui-même.

sera donc en recherche de stimulations excitantes pour relever le goût fade ou amer de son existence. Jouer avec les interdits fait notamment office d'épices pimentant l'instant. Mais l'épice ne nourrit pas son homme, elle trompe la faim, tout au plus, et surtout peut le détruire à petit feu...

Le plus gros problème vient à mon avis du fait que le mouvement nudiste actuel ne sait plus pourquoi ces débordements sont un problème et encore moins l'expliquer :

- la première objection aux manifestations sexuelles publiques est l'aspect "familial", éducatif, relatif aux enfants, à leurs besoins et leur fragilité : "Ce n'est pas de leur âge, il n'est pas bon pour eux qu'ils assistent à ce genre de spectacle".

- le deuxième est celui de la loi condamnant l'exhibition sexuelle, sans doute relative au premier argument.

Aucune réponse plus pertinente n'est donnée malheureusement. Pour se faire l'avocat du Diable et approfondir la réflexion, on pourrait tout simplement poser la question suivante : "Et si, tout comme l'interdiction de la nudité sexuelle, celle de l'activité sexuelle était non seulement infondée mais en plus délétère pour la société et l'enfance ?"... Il s'agit évidemment d'obtenir une réponse moins péremptoire que "parce que c'est comme ça", moins fuyante que "ça va trop loin" et moins suspicieuse que "qu'a-t-il derrière la tête ?"

Il est évident que lorsqu'on refuse de se pencher sur l'épineuse question de la sexualité de peur d'y perdre ses repères, il devient véritablement impossible d'apporter une réponse claire et des solutions pertinentes. En attendant, la fragilité atteint tôt ou tard le mouvement qui, de ce fait, n'est plus très loin de disparaître par démobilisation, envahissement, décrédibilisation ou interdiction.

Quel est le véritable problème à propos de l'exhibition sexuelle, sachant que nous sommes par ailleurs tous, adultes et enfants, curieux à son égard ?

C'est à mon avis moins une question de sexualité visible au regard du public qu'une question de ce que véhicule la sexualité en question :

- à travers une sexualité défoulatoire, c'est une bien piètre image de l'humain et de la vie qui est diffusée et encouragée, ce qui va à l'encontre de la ré-humanisation recherchée par le nudisme ;

- d'autre part c'est une sacrée craquelure dans le vernis civilisationnel autoproclamé supérieur qui met le doigt sur ce que refuse de voir la société : son déséquilibre.

D'une certaine manière, j'imagine que si la manifestation sexuelle en question représentait tout le potentiel d'amour que l'humain peut investir dans une relation, qu'il émane d'elle une réelle beauté touchant les cœurs et inspirant les témoins et par extension la société, les nudistes en seraient beaucoup moins gênés…

Ceci étant dit, il me semble que la sexualité naturelle humaine a tout de même besoin, pour développer au maximum son intensité relationnelle, que l'attention des partenaires ne soit pas parasitée et détournée par des interférences tierces. Un certain isolement est donc nécessaire à la réalisation de cet optimum humanisant. La responsabilité de cet isolement ne devrait pas reposer uniquement sur les épaules des personnes qui font l'amour. Rester sur le qui-vive, en autocontrôle de peur d'être perçus ou d'attirer l'attention et d'en être "punis" malgré les précautions, perturbe la relation elle-même. Cette responsabilité devrait être partagée entre tous de manière à ce que chacun cherche à préserver cet optimum en veillant à ne pas le perturber en tant que témoins malencontreux.

Ainsi, par exemple, les amants se laissant aller à l'inspiration de la nature où ils se trouvent, ne seraient plus parasités par l'anxiété d'être incidemment découverts (sexuellement excitante pour certains, mais perturbant l'intensité sentimentale), mais au contraire tranquillisés par l'assurance d'une bienveillante discrétion en cas d'intrusion accidentelle.

De nombreux peuples ont ce type de réaction face à la sexualité, notamment dans les cas de promiscuité domestique. Étant souvent considérée comme sacrée (dans de rares cas cérémoniels elle peut même être exposée), elle est assurée de part et d'autre de cette bienveillante discrétion invitant les uns (amants) et les autres (témoins potentiels) à ne pas se gêner, en étant réservés et non intrusifs. Ainsi, les enfants peuvent grandir sainement dans cette ambiance, ni tenus à l'écart, ni impliqués malgré eux.

Par ailleurs, il faut également rappeler que les cycles de la vie plus ou moins liés au sexe y sont beaucoup plus présents que chez nous. L'allaitement y est pratiqué sans ce tabou obligeant les femmes à couvrir leurs seins, et l'accouchement, quand il se fait à domicile permet aux enfants de découvrir eux-mêmes comment ils naissent, sans parler de la mort dont le refoulement chez nous suscite une véritable angoisse collective.

Notre société fait trop de mystères des choses simples de la vie. De ce fait, elle crée des nœuds psychoculturels qui, non seulement nous compliquent l'existence, mais peuvent exploser de manière catastrophique, alimentant des angoisses vitales qui n'auraient naturellement pas lieu d'être…

5. La sordide prédation

Si les dérives sexuelles épargnent en général la partie familiale majoritaire dans le mouvement, cette dernière est cependant victime d'intrusions moins connues mais bien plus inquiétantes. Chaque saison estivale, la majorité des centres naturistes repèrent et excluent des personnes aux penchants pédophiles plus ou moins prononcés. La plupart ne se permettent “que” des photographies volées d'enfants et sont généralement très rapidement repérés par les adultes. Bien que les autorités soient régulièrement contactées, aucune poursuite n'est possible si les clichés ne sont pas publiés. Ceci n'empêche pas les centres de prendre des mesures en se communiquant mutuellement l'identité des pédo-voyeurs. Lorsque de plus rares cas d'attouchements sont commis, la police est prévenue et intervient, mais pour l'enfant le mal est fait.

Il me semble nécessaire de rappeler, dans la logique du naturisme intégral, en quoi la pédophilie est une problématique grave. Il ne s'agit pas d'une simple question morale (relative et parfois mal fondée), mais de physiologie, de psychologie et même de sociologie.

Le développement sexuel de l'individu, faisant naître le désir sexuel et permettant sa concrétisation, marque le passage de l'état d'enfant à celui d'adulte. C'est d'ailleurs principalement la maturité sexuelle qui sert de critère à cette différenciation et celle-ci survient lors du processus de la puberté. Elle s'exprime notamment par l'émission de phéromones spécifiques et une sensibilité particulière à leur réception. Les enfants en sont encore dépourvus.

Par conséquent, le désir de relation sexuelle entre adulte et enfant est nécessairement unilatéral et sa concrétisation ne peut se faire que par abus (donc viol, même en cas de manipulation conduisant à un consentement) de l'enfant par l'adulte.

Un enfant humain étant biologiquement et donc psychologiquement dépendant de l'adulte dans ses besoins de sécurité affective, l'abus de faiblesse est une haute trahison du point de vue des besoins de l'espèce car elle perturbe catastrophiquement son développement.

D'autre part, de par la différence de taille physique, les organes génitaux adultes et enfants sont simplement incompatibles. L'enfant ne peut éprouver aucun plaisir lors d'une pénétration par un adulte, mais uniquement de la douleur, qui peut laisser des séquelles physiques en plus des psychologiques.

Une sexualité infantile peut parfois se développer, mais il s'agit plus d'une pré-sexualité qui tient plus d'un éveil sensuel des organes génitaux. Quand elle se manifeste, elle reste autarcique ou entre pré-pubères et n'a aucune commune mesure avec les tenants et aboutissants de la sexualité adulte. Les enfants sont des êtres hyper sensuels et non sexuels encore, c'est principalement pour cela qu'ils sont enfants.

Mais alors, si aucun enfant ne désire de relation sexuelle avec un(e) adulte, que les adultes n'éprouvent naturellement pas de désir sexuel pour les enfants, comment se fait-il que certains deviennent pédophiles ? Si la pédophilie n'est pas innée -et même profondément néfaste- à l'espèce humaine, il convient d'en identifier ses causes et de les résoudre afin que les générations futures n'en soient pas atteintes.

La première phase du mouvement nudiste n'a, à ma connaissance, pas suggéré de réflexion à ce propos, n'ayant pas encore été confronté au problème. En revanche, au cours de la deuxième phase qui a progressivement évacué la dynamique hygiéniste, le cas s'est manifesté, allant jusqu'à infiltrer la structure associative du mouvement, ce qui a failli l'anéantir[43]. Il est encore difficile de répondre à la question. Des recherches sont en cours et n'ont pas encore proposé de réponses définitives, mais nous pouvons déjà envisager le sujet et proposer des pistes de réflexion.

Il semble que les sociétés matrilinéaires, qui ne connaissent pas le viol (car elles ne frustrent pas les désirs sexuels), ne connaissent pas non plus l'inceste ni la pédophilie. Les rapports entre amants sont plus faciles, plus simples et non compliqués par des situations impossibles ou des tensions institutionnalisées entre les sexes par les cultures patriarcales.

La pédophilie pourrait-elle être un défoulement du désir sexuel refoulé par la structure patriarcale ? Relève-t-elle d'une peur du sexe adulte lié à sa méconnaissance en raison de la pudibonderie ambiante ?

Dans cette logique la mentalité pédophile serait-elle issue d'une psyché fragile et rendue incapable d'assumer ses pulsions face à un adulte ? Aussi, manipuler un enfant est plus simple que d'utiliser la psyché adulte. Y aurait-il un lien avec la fraîcheur et l'innocence perdues des adultes

[43] Michel Pivert, qui a longtemps été à la tête du mouvement des Jeunesses naturistes de l'époque, a selon ses dires alerté de nombreuses fois les autorités pour avoir été témoins de plusieurs de ces infiltrations. Selon lui, le fait que la direction ait alors étouffé ces affaires de peur qu'elles ne portent atteinte à son image, a au contraire dissuadé les autorités d'approuver le mouvement et de "légaliser" la nudité alors qu'elle était parfaitement en vogue à ce moment-là.

cherchant à la retrouver auprès des enfants, quitte à les en priver définitivement ? Ou avec le désir sensuel culturellement frustré et confondu avec le désir sexuel ?

La possibilité d'une prédation pédophile est-elle une raison pour faire interdire les espaces nudistes sous prétexte qu'il mettrait les enfants en danger plus qu'ailleurs en la favorisant, comme l'affirment certains détracteurs ?

Réduire la liberté biologique des uns pour les protéger de la maladie des autres est malheureusement une habitude culturelle courante, mais cruellement inefficace et contre-productive. Non seulement elle pénalise injustement les premiers, mais en plus elle ne soigne pas les seconds et empêche encore moins la cause d'être traitée. Ce n'est donc pas une solution satisfaisante, surtout si dans le cadre communautaire du nudisme familial, les adultes restent vigilants quand à la sécurité des enfants.

Dans l'optique où la nudité serait officiellement autorisée dans le domaine public (parcs, rivières etc.), non seulement la responsabilité parentale et para-parentale demeurerait, mais les prédateurs affectionnant les huis-clos où leurs méfaits ne peuvent être vus, cette visibilité pourrait aussi garantir plus de sécurité.

Quoiqu'il en soit, puisqu'il est touché par la problématique, le nudisme se doit, il me semble, de réfléchir à la question.

6. Des solutions pour le nudisme de demain ?

Le nudisme a donc connu deux phases presque opposées, se rejetant l'une l'autre, à tort ou à raison : la première pressent les dérives de la deuxième, la nouvelle rejette la rigidité de l'ancienne.

Pourtant, il y a du bon à prendre dans les deux camps et le nudisme de demain aura tout intérêt à se faire leur synthèse, réintégrant la compréhension naturiste de la nudité et essayant de tendre à nouveau davantage vers des modes de vie plus sains. Ce qui n'empêche pas d'accueillir pleinement le légitime besoin de repos et de détente d'une population contrainte et fatiguée par un train de vie anti-physiologique.

Ce nudisme se devra alors de participer à nouveau aux réflexions relatives à l'amélioration des conditions de vie générales de manière à ce que l'usure quotidienne et le surmenage générés par notre organisation sociale éreintante soient réduits (l'idéal étant la refondation même de cette organisation), de même que les débordements générés par notre culture.

Mais pour pouvoir retrouver du crédit dans le débat public, ce prochain nudisme se devra de fournir un travail de cohérence interne, ne serait-ce que dans les mots qu'il emploie en rapport avec les pratiques.

Ainsi, il devra, entre autre chose, choisir entre les deux termes de *naturisme* et de *nudisme*, et agir en conséquence :

- s'il conserve le terme de "naturisme", alors il lui faudra redéployer le champ de réflexion au-delà de la nudité (celle-ci redevenant, comme les autres domaines, optionnelle et non plus centrale), ne serait-ce que par une communication interne et externe, encourageant ses membres à aller dans ce sens ;

- mais il peut aussi tout à fait renoncer à ce terme s'il le juge trop ambitieux et accepter de réhabiliter et se réapproprier le terme de "nudisme", ce qui demanderait moins de travail et de transformation dans les habitudes de vie de ses membres, tout en retrouvant de la pertinence dans son propos et ses actions.

Quoiqu'il en soit, l'état de crise que traverse actuellement le mouvement (perte de sens et fragilité du discours, vieillissement dû à une difficulté à renouveler les effectifs, recul des pratiques, difficultés à maintenir les structures, et par extension remontée de la pudibonderie et des complexes etc.) même s'il peine à l'avouer, appelle à une grosse remise en question et une réflexion à la fois autocritique et constructive, ce qui n'est jamais facile à faire, mais s'avère toujours salutaire.

Ceci étant dit, de manière éparpillée et souvent informelle, plus ou moins organisée mais influençant déjà l'orientation du mouvement, de l'intérieur et encore plus de l'extérieur, ce renouveau salutaire est déjà en train de germer ici et là. Le tout est de ne pas l'étouffer et au contraire d'y prêter attention...

Chapitre 4

Philosophie et spiritualité nudistes…

Le nudisme, cherchant tout simplement à réhabiliter la nudité légitime, invite également à se questionner sur le pourquoi de son interdiction. Cette question ne se solutionne pas aussi facilement qu'on pourrait le penser. Les institutions religieuses, qui en sont souvent à l'origine, recèlent pourtant dans leurs textes sacrés des passages pouvant être interprétés comme favorables à la nudité du point de vue "spirituel[44]".

1. Exégèses religieuses

La revue *Vivre* propose, sous forme de dialogues romancés qui se voient plus tardivement déclinés en livre[45], une relecture littérale de certains textes bibliques, épurée de l'arrière-plan pudibond qui en parasite la compréhension.

---

[44] Les "gymnosophes" (de leur vrai nom les "jaïns", renommés par Alexandre le Grand impressionné par leur réputation) étaient les sages nus peuplant l'Inde antique. À l'origine, ils étaient aussi bien féminins que masculins, et ce n'est que petit à petit, sous l'influence du patriarcat brahmanique, puis du colonialisme anglais plus récent, que la nudité est restée tolérée uniquement pour les hommes.

[45] *Mon curé chez les nudistes,* commencé initialement par Luc Valette, a été, suite au décès accidentel de ce dernier, poursuivi et mené à terme par Kienné de Mongeot pour devenir *L'Abbé chez les nudistes*. Peut-être le titre a-t-il inspiré le sujet du film éponyme avec Paul Préboist, mais leurs contenus respectifs n'ont pas grand-chose à voir l'un avec l'autre.

Par exemple, les premiers versets de la *Genèse* nous offrent une signification sensiblement différente si nous faisons abstraction des ajouts culturels traditionnels. Ceux-ci impliquent des conclusions différentes, parfois même opposées à l'image que nous pouvons en tirer de nous-mêmes et les attitudes qui en découlent.

Tandis que le récit du fruit défendu, suivi de la chute, est souvent cité pour justifier l'interdiction de la nudité en raison de notre nature "mauvaise", il pourrait au contraire exprimer tout l'inverse : Dieu a fait l'homme bon et nu (à son image), et finalement sa seule faute est d'avoir été naïf face à la manipulation du serpent. S'il est aussi crédule, c'est qu'il ne conçoit même pas l'idée de mensonge et ne connaît que la franchise dans toute parole donnée. Il est donc naturellement honnête et droit. La désobéissance elle-même n'est pas mal intentionnée, mais issue d'un égarement bien involontaire sans désir de nuire.

Le besoin de se couvrir n'est pas un commandement de Dieu lui-même, qui considère bon tout ce qu'il a créé. Le sexe (souvent associé au "fruit défendu"), si l'on s'en réfère au commandement divin de croître et multiplier, n'est pas jugé non plus. Si l'on poursuit la réflexion, toutes les malédictions qui constituent la "chute" de l'état originel ne seraient que les conséquences de la désobéissance aux lois de la Nature nourricière qui permet de vivre de cueillette. Une fois détruite, l'homme est contraint à cultiver la terre à la sueur de son front. Aussi, la dévalorisation du sexe et de la femme conduit à la domination de l'homme et aux douleurs dans l'enfantement[46].

---

[46] Le mouvement obstétricien de l'*Orgasmic Birth* développe l'intuitif massage clitoridien qui apaise les douleurs de la parturiente de par l'ocytocine ainsi générée. Malheureusement, le tabou culpabilisant sur le sujet en dissuade beaucoup de femmes.

Ce serait là le véritable sens du symbole du fruit de l'arbre de la connaissance du bien et du mal : en fait de connaissance, il s'agirait plutôt de la "définition arbitraire" de ce qui est bien ou mal dans la nature, alors que Dieu affirme textuellement que toute sa création est entièrement bonne en soi. En mangeant de ce fruit, l'espèce humaine se chasse elle-même du jardin d'Éden, non seulement en développant la honte de sa propre nudité (comment ne pas avoir besoin de s'habiller quand tout ou partie de nous-mêmes est dévalorisé, méprisé, qu'on est désapprouvé ou pris en défaut et qu'on est envahi par la culpabilité ?), mais à plus forte raison en détruisant ce paradis terrestre. En luttant contre une partie de la nature jugée mauvaise, elle déséquilibre l'harmonie de l'ensemble, l'empêchant de se perpétuer et la forçant à disparaître. L'équilibre vivifiant de la nature nourricière anéantie, il ne reste plus à l'homme qu'à "gagner son pain à la sueur de son front" pour subsister.

Une autre interprétation, non contradictoire avec la précédente mais plus simple, propose de préciser le terme "connaissance" par celui d'"expérience", du mal en particulier (autrement dit l'effraction des lois de la nature, perturbant ainsi son fonctionnement et son équilibre), conduisant inévitablement à la destruction et donc à la chute.

Cette lecture, en lieu et place de la traditionnelle culpabilisation mortifère qui invite les fidèles à expier éternellement une faute qu'ils n'ont pas commise, laisse au contraire deviner le chemin de la rédemption[47]. Le

[47] Par extension, la majorité de l'*Ancien Testament* peut également être comprise comme un contre-exemple présenté pour ne surtout pas être suivi, et à l'inversion le *Nouveau Testament* comme le chemin à suivre pour corriger ces erreur et retourner au paradis perdu, comme le suggérera plus tard le sociologue et théologien Jacques Ellul (*Anarchisme et Christianisme*, éd. de la Table ronde 2001).

personnage de Jésus (le “nouvel Adam”) qui appelle justement à sortir du cercle vicieux idéologique entretenant les causes de la chute afin de laisser la Vie ré-émerger en chacun et de retrouver l’Éden, confirme par ailleurs cette compréhension. Nous devons réhabiliter à nos yeux la nature, y compris la nôtre, pour ce qu’elle est, entièrement saine.

Bien évidemment, cette lecture mettant en cause certains des principes prétendument salvateurs de l'Église, est jugée simpliste, fallacieuse et diaboliquement inspirée par les “gardiens des clefs de la connaissance” qui, non seulement empêchent les autres d’y accéder, mais s’en privent eux-mêmes (Luc 11:52). Kienné de Mongeot et ses collaborateurs leur répondent, références bibliques à l’appui, que “c’est au fruit qu’on juge l’arbre” (Matthieu 7:16) et que “tout est pur aux purs” (Tite 1:15).

Mais si les textes sacrés[48] ne condamnent pas la nudité et encore moins l’être humain lui-même, d’où vient donc cette sentence ou du moins son interprétation ? Dans le dernier chapitre de *l’Homme et la Lumière*, Fougerat de Lastours se propose de tenter d’élucider cette question à travers l’étude historique des religions pour démontrer qu’elles sont généralement toutes parasitées par une “pensée-racine” au principe fondamentalement antinaturel.

---

[48] Dans les récits de la *Génèse*, ce n’est pas Dieu qui impose les vêtements à Adam et Ève, mais eux-mêmes qui les demandent. L’épisode de l’ivresse de Noé est plus trouble, mais encore une fois ce n’est pas YHVH qui maudit Cham pour avoir vu la nudité de son père, mais Noé (donc l’homme) lui-même.

2. Le Dualisme

Le dualisme consiste à considérer que deux grands principes absolus et originels qui sont le Bien et le Mal essentialisés créent et régissent le monde.

Ce postulat de base entraîne logiquement le développement de grilles de lecture du monde classant et hiérarchisant arbitrairement les éléments qui composent la vie, la nature, dans l'une ou l'autre des deux catégories.

Précisons cependant que le dualisme ne doit pas être confondu avec la dualité dynamique des polarités électriques et magnétiques, ou encore la dyade féminin-masculin qui sont souvent confondues les unes avec les autres par un certain systématisme simpliste, tandis qu'aucun de ces trois binômes ne fonctionne sur le même registre.

Dans cette grille de lecture, la matière et par extension la nature, le corps, le sexe et par association la femme, vont pouvoir être considérés comme relevant du mal qu'il faut fuir ou combattre et dont il faut se libérer, ou en tout cas se méfier et se prémunir de peur d'être perdus ou punis. À l'inverse seront "élevés" l'Esprit pur, la pensée, la civilisation, le masculin, considérés comme seuls salut possible de l'espèce.

Tour à tour, ces divers éléments pourront passer d'une catégorie à l'autre selon les besoins de l'idéologie en cours et certains artifices rituels (ou acrobaties intellectuelles) pourront permettre de "neutraliser" le mal dans le cadre d'un sacrement spécifique : par exemple, le sexe et la femme selon qu'ils se situent hors ou dans le cadre du mariage.

Bien entendu, en plus de l'impact environnemental à plus ou moins long terme, cette répartition implique tôt ou tard un déséquilibre profond dans l'âme humaine obligée d'entrer en lutte contre une bonne partie de ses désirs et donc contre elle-même (avec les conséquences névrotiques qu'on connaît à présent).

C'est le dualisme qui fait par exemple dégénérer la saine ascèse en mortification et empêche de comprendre la complexité de nos processus psychosociaux, en affirmant qu'il y a naturellement une part mauvaise ou ne serait-ce qu'inférieure en nous, nous poussant à la mépriser, voire l'anéantir. Il génère les maux qu'il est censé combattre : en frustrant les tendances naturelles qu'il affirme malsaines, il les exacerbe au lieu de les éteindre.

Le dualisme relève d'une totale incompréhension du vivant et, par dogmatisme, entretient cette incompréhension. Sans être capable d'expliquer concrètement sur quoi repose sa définition du bien et du mal, il renvoie tout son postulat dans un ailleurs invérifiable.

De manière générale, les pensées spiritualistes, plaçant arbitrairement l'esprit au-dessus et en amont de la matière (ces concepts sont-ils seulement pertinents pour étudier le réel?), procèdent toutes du dualisme et ne peuvent engendrer que des déséquilibres (tensions internes, frustrations, usure) à plus ou moins longue échéance. Ces conséquences sont souvent occultées ou bien présentées comme des faits sans lien avec leurs causes, ou encore prises comme justification de leur cause présentée comme leur solution. Et finalement, la quantité d'efforts en continu que nécessitent les pensées dualistes pour accomplir leur idéal (sans parler des "craquages" récurrents qui surviennent inévitablement), sont bien la démonstration de leur décalage avec le réel.

Le dualisme est donc une lutte contre la nature, à commencer par la nôtre propre. Aussi, le nudisme (qui procède du naturisme intégral cherchant à réhabiliter la nature) se doit de chercher à l'identifier et le désamorcer partout où il se trouve, mais également à le remplacer par la pensée-racine la plus saine.

3. Le Monisme

Le monisme propose une démarche (ré)unifiante recherchant justement la connexion optimale à ce réel pour le comprendre et interagir au mieux avec lui. Toute chose faisant partie de la même unité-totalité, le Bien et le Mal sont de ce fait relativisés et dynamisés, correspondant plutôt aux notions de fonctionnement et de dysfonctionnement qu'à des entités suprêmes personnalisées dont nous serions le champ de bataille. Ainsi :

- le bien est l'équilibre, l'harmonie, la santé, le bon fonctionnement de la Nature ;

- le mal est non plus un ennemi maléfique que l'on doit fuir ou combattre, mais au contraire (et à l'instar de la maladie comprise du point de vue hygiéniste) un ami désagréable mais nécessaire. Il alerte de la perte du bien, nous encourage à rechercher ce dernier, voire même nous indique où il a été égaré et tente finalement lui-même de participer au processus de récupération.

Ce monisme unifiant ne définissant plus *a priori* de mal et de bien dans ce qui est, il ne génère ni n'entretient plus idéologiquement de déséquilibres. Il aura donc plus de chances de permettre à l'équilibre de se maintenir et se réinstaller en cas de perte accidentelle et momentanée.

Tandis que le dualisme pousse à vouloir faire mieux que la nature (ce qui entraîne nécessairement des désastres), le monisme encourage le meilleur dont la nature soit capable.

D'un point de vue théologique, le monisme propose une vision immanentiste où le divin imprègne intégralement la matière, la nature et la vie, et n'en est tout simplement pas dissocié. Il n'y a donc plus de question de hiérarchie, de qui a créé quoi : l'esprit est le mouvement de la matière, ni l'un ni l'autre ne pouvant exister séparément.

Ainsi, nous-mêmes faisons pleinement partie du divin. Dans une vision plus naturaliste prenant pour modèle notre organisme, nous pourrions nous comprendre comme les organes, ou plus modestement les cellules, d'un corps plus grand dont nous ne sommes pas toujours conscients. Des personnifications provisoirement individualisées répondent aux besoins de l'espèce, de la nature ou plus largement de l'univers et, une fois leur (part de) mission accomplie, se re-dissolvent ensuite dans cet ensemble.

4. Parenthèse physicaliste

J'ai hésité à ajouter ce sous-chapitre, considérant qu'il s'éloigne trop du sujet. Cependant, le nudisme ne s'attache pas qu'au dévêtissement ; il perçoit la nudité dans le sens d'intégrité (cf. le titre de la revue de Kienné de Mongeot : *Vivre-Intégralement*), d'entièreté. De par son optique naturiste intégrale cherchant à déchiffrer la nature humaine par l'observation empirique, cette proposition de compréhension de l'Univers, de la Nature et de l'humain n'est pas aussi hors sujet et mérite finalement un développement un petit peu plus poussé, ne serait-ce qu'à titre de proposition… Si une figure du naturisme (non-nudiste) Jacques Demarquette (1888-1969) a versé dans la théosophie, et Hector Durville (1849-1923), le père des frères André et Gaston Durville, dans l'occultisme, ces approches spirituelles restent exogènes et donc seulement accolées à la réflexion naturiste, mais non intégrées. À aucun moment, à ma connaissance, ceux qui se sont essayés à cette alliance, sans doute parce que restant dans l'optique spiritualiste-dualiste, n'ont tenté une analyse hygiéniste de leurs approche spirituelle. C'est par conséquent dans cette optique précise que j'aborde ici la question.

D'une manière générale, le spiritualisme d'essence dualiste considère que c'est une organisation immatérielle complexe nommée "Esprit" (ou Dieu, considéré comme Esprit Pur) qui forme la matière selon une intention préalable.

La vision inverse, le matérialisme, pense au contraire que c'est la matière constituée (le corps) qui donne naissance à l'esprit (l'âme, la pensée) sans laquelle elle ne peut exister.

La question n'est pas nouvelle et se pose déjà dans l'Antiquité. Si l'option matérialiste est rapidement écartée par le christianisme, le personnage de Jésus, s'il a existé, ne tranche pas la question aussi radicalement. Ainsi, le Logion 29[49] de l'*Évangile apocryphe* de Thomas se fait

[49] "Si la chair est venue à l'existence à cause de l'esprit, c'est une merveille ; mais si l'esprit est venu à l'existence à cause de la chair, c'est une merveille de merveille [...]". Le logion 37 est plus directement nudiste dans le sens présenté dans ce livre : "Ses disciples dirent : Quel jour te manifesteras-tu à nous ? Jésus dit : Lorsque vous vous dépouillerez de votre honte et prendrez vos vêtements, les déposerez à vos pieds comme les tout petits enfants, les piétinerez, alors vous verrez le fils de celui qui est vivant et vous n'aurez pas peur".

l'écho de cette interrogation, proposant d'ailleurs de considérer, non pas avec dogmatisme, mais avec curiosité et émerveillement les deux options.

La notion de matérialisme, découlant également de la dualité esprit/matière, est encore trop imprécise pour appréhender le réel. On l'assimile généralement au monisme, mais il est restrictif puisqu'il nie tout ce qui a trait à l'esprit, sans même éventuellement en renouveler le sens. Aussi, il semble aujourd'hui plus juste de faire évoluer cette pensée en un physicalisme tenant compte des découvertes scientifiques qui ont affiné nos connaissances depuis.

Si le matérialisme antique fait de la matière l'élément primordial, inventant dans ce sens la notion d'atome (insécable), la physique moderne, elle, découvre que l'atome est en réalité bel et bien sécable et sa dissection montre qu'il est constitué d'énergie. Elle fait de cette énergie l'élément primordial constitutif de tous les autres.

Pour simplifier à l'extrême : l'énergie qui est en mouvement libre peut se moduler en matière en se mouvant en circuit fermé. Les divers types de matières découlent des différentes manières dont se meut l'énergie sous ses diverses formes. L'énergie restée libre peut à son tour mettre en mouvement la matière (comme l'électricité), et le circuit énergétique fermé constituant la matière peut à son tour influencer l'énergie en la structurant autour de lui en un champ magnétique rayonnant.

Cette série de considérations peut permettre d'expliquer plus rationnellement des phénomènes prétendument spirituels, métaphysiques et surnaturels habituellement revendiqués par le dualisme spiritualiste et rejetés par le matérialisme. Ils pourraient tout à fait être de simples hallucinations, mais étant vécus par de nombreuses personnes, ils méritent, selon moi, d'être étudiés.

Nos âmes/esprits reposent en premier lieu sur la dynamique biochimique (matérielle) de notre système neuro-hormonal.

Ce que l'on entend par immatérialité de l'âme/esprit pourrait relever du champ magnétique du corps éventuellement doté d'une autonomie relative, ainsi que d'une certaine plasticité. Ainsi produits par le corps qui se décompose après la mort, l'âme/esprit seraient également voué(e) à se dissoudre dans un champ magnétique plus global que celui-ci.

Ces champs magnétiques que nous émettons, interconnectés entre eux par contact ou par résonance, pourraient constituer un réseau permettant le transfert d'informations, donc une certaine forme de communication, voire même l'existence d'une véritable conscience collective, pouvant à son tour expliquer bien des synchronicités.

À l'image de notre corps composé de cellules et produisant lui-même ces cellules dotées de fonctions spécifiques (selon ses besoins d'ensemble), nous pourrions donc être les “cellules” d'un grand être informel, l'Humanité (la Nature, l'Univers etc.). Celui-ci, doté de besoins et donc de désirs, pourrait donc nous produire avec nos sensibilités et nos capacités respectives, dans un but général plus ou moins précis.

La majorité des questions spirituelles tournent autour de notre mort, ce moment où la mission pour laquelle nous avons été produits s'achève (ou s'interrompt) et où notre individuation se dissout dans l'ensemble d'où elle provient. Nous sommes tous d'accord pour accorder ce cycle à nos corps, mais beaucoup peinent à le reconnaître pour nos âmes et préfèrent croire qu'elles persistent d'une manière ou d'une autre.

Cette pensée de la *survie de l'âme* a certainement été élaborée suite aux expériences de mort imminente lors desquelles les personnes meurent cliniquement, puis se réveillent et se souviennent être sorties de leur corps. Elles racontent (avec description précises de certains détails) s'être déplacées, autour de leur corps dans un premier temps, puis dans les lieux environnants, pour enfin se retrouver dans un tunnel mystérieux conduisant à une lumière d'amour où des êtres chers les attendent.

Cette expérience peut être le fait du champ magnétique, copie psycho-énergétique de la personne qui se détache du corps inanimé et dotée d'une relative autonomie, voyage telle une sonde spatiale collectant des informations (qui seront intégrées par le corps à son retour). Le tunnel et la lumière (forme symbolique certainement relative à notre culture, ce "voyage" pouvant revêtir d'autres aspects dans d'autres sociétés) peuvent relever du processus de dissolution de ce champ magnétique individuel dans le champ magnétique collectif. Le paradis et les êtres chers peuvent être une reconstitution momentanée de l'âme de ces personnes, gardées en mémoire par l'âme collective pour accueillir et rassurer le défunt... à moins que tout ça ne soit reconstitué par la psyché de la personne elle-même, comme processus permettant au décès de se faire plus "sainement", sur le plan émotionnel par exemple.

Cette copie magnétique semble pouvoir refuser de se dissoudre de peur de disparaître (ou même par inconscience de sa propre mort), ce qui expliquerait le cas de fantômes perçus par certaines personnes, à moins que ce ne soient que des empreintes énergétiques diffusant la situation émotionnelle du trépassé qui, semble-t-il, peuvent être nettoyées par les mêmes soins psychoaffectifs apaisant les vivants…

Que dire de la théorie de la *réincarnation* à laquelle beaucoup de traditions semblent adhérer ? Si l'on part du postulat que chaque corps produit son âme, il semble impossible que des âmes autonomes migrent d'enveloppe vide en enveloppe vide. Un éventuel parasitage semble envisageable, comme dans le chamanisme et son art d'investir ou d'être investi par les autres animaux. En revanche, l'image de la réincarnation traduit probablement en termes simples une réalité plus complexe. Reprenons la comparaison avec les cellules de notre organisme : elles sont produites selon des modèles particuliers pour des fonctions particulières, et naissent pour poursuivre la fonction qu'assuraient les précédentes formées sur le même modèle, puis seront à leur mort remplacées à leur tour par de nouvelles cellules formées sur le même modèle pour poursuivre la même fonction. Ainsi pourrait-il en être également de nos sensibilités, façonnées pour servir à des missions spécifiques, jadis menées par d'autres personnes de sensibilité similaire à la nôtre. Cette ressemblance pouvant nous mettre en résonance avec ces personnes défuntes, nous pourrions "télécharger" leur "mémoire énergétique", la prenant pour la nôtre parce que vécue et donc visionnée à la première personne... à moins bien sûr qu'il ne s'agisse que de productions de notre propre imagination, stratagème inconscient ayant certainement pour but de nous faire ressentir, réfléchir ou agir d'une manière particulière...

Enfin, concernant les *purs esprits*, *a priori* sans corps, deux options s'offrent à nous :

- ou bien il s'agit d'égrégores formés de toute pièce par l'imagination individuelle ou collective (leur allouant une part de champ magnétique) ;

- ou bien il s'agit de champs magnétiques d'êtres bien corporels existant sur d'autres dimensions (gammes de fréquences vibratoires de la matière), à l'image des émissions de radio toutes diffusées sur le même espace-temps, mais perçues individuellement par le récepteur selon celle sur laquelle il est réglé ;

- à moins qu'il ne s'agisse encore que d'une interprétation de notre imagination, donnant cette apparence à autre chose que nous sentons bien, qui peut avoir un effet "mécanique" sur nous, mais que nous ne pouvons définir faute de pouvoir mieux le concevoir...

Mais pour en revenir à des considérations plus terre-à-terre, la prise en compte de cet univers magnétique pourrait être logique dans une optique hygiéniste. S'il existe différentes qualités, nature et intensité d'énergie, notre santé a besoin de certaines "fréquences" et doit en éviter d'autres (ondes wifi par exemple).

D'autre part, si nous émanons un champ magnétique qui est lui-même réceptif à ce qui l'entoure, exerçant à titre d'organe immatériel une influence sur le reste de notre organisme, alors il convient de prêter attention à ce qui se passe en dedans et en dehors de nous à ce niveau-là, de manière à en assurer l'équilibre.

Fermons à présent cette parenthèse et reprenons le cours de notre réflexion religieuse.

5. Religions nudistes

Précisons, pour commencer, que sont ici nettement différenciées la religion en tant que sentiment de reliance qui, s'il peut être partagé, fait avant tout l'objet d'une impulsion personnelle d'une part ; et l'institution religieuse qui a pour vocation, par l'institution de dogmes, à cadrer la foi des adeptes et, *in fine*, de contrecarrer leur religiosité naturelle d'autre part. De ce fait, religion et institution religieuse prennent un sens pratiquement opposés.

Ceci étant dit, le préfixe "re" pourrait exprimer une liaison perdue et donc définir une démarche qui n'est pas forcément naturelle.

Par ailleurs, une autre possibilité étymologique ferait découler "religion" du principe de relecture, ne concernant du coup par définition que les religions du livre.

Par le passé, les grandes institutions religieuses imprégnées de dualisme et servant la structure patriarcale ont de plus en plus fait reculer la possibilité d'être nu afin d'exercer un contrôle de plus en plus fort à l'encontre de la sexualité naturelle.

Les mêmes ont pourtant généré, par contre-balancier inévitable, certains courants monistes contraires (d'ailleurs inspirés de traditions autochtones de même nature), faisant de la nudité non plus un vice, mais une piété.

Au sein de la culture chrétienne, cette impulsion nudiste s'est incarnée dans une partie de la nébuleuse du *Libre-Esprit*, mouvement privilégiant la religiosité naturelle en évacuant les intermédiaires institutionnels et germant dans l'Europe entière au cours du Moyen Âge[50]. La nudité corporelle y était préconisée comme mode de

[50] Cette mouvance nudiste du *Libre-Esprit* se retrouve représentée dans certaines œuvres de Jérôme Bosh et Lucas Cranach, contemporains de ce grand mouvement (et y ayant peut-être même participé) : on pense automatiquement à l'étrange *Jardin des Délices* du premier, mais il faut également rappeler les deux versions de *L'âge d'or* du deuxième, beaucoup plus parlantes à ce sujet...

vie purificateur de l'âme, elle aussi mise à nu pour libérer la relation directe au divin, contribuant ainsi activement et doublement à la restauration de l'état édénique.

La remise en question des croyances, qui participe de cette mise à nu de l'âme, reste périlleuse quand les textes canoniques demeurent la seule référence. Ces écrits, rappelons-le, sont issus de sélections qui ne sauraient être totalement neutres et sans *a priori*... et servant peut-être même bien certains intérêts politiques[51].

Si l'on en croit les recherches de Raoul Vaneigem[52] sur le sujet, certains groupuscules, en cherchant à s'émanciper de l'interprétation officielle, s'enfoncent davantage dans un dualisme surprenant.

Considérant que le corps appartient entièrement au Mal et l'âme uniquement au Bien, cette dernière demeure divinement vierge et pure des vicissitudes du premier, et chacun peut donc, sans craindre la damnation, se laisser aller à ses penchants pervers. En revanche, ils s'opposent formellement à toute reproduction, de manière à accélérer la venue de la fin des temps par l'auto-extinction délibérée de cette "anomalie" qu'est l'espèce humaine.

L'Église condamne ces "hérésies" plus dualistes qu'elle, à l'instar des Manichéens et des Cathares, mais combat aussi violemment celles qui le sont le moins et qui

---

[51] Rappelons que la constitution du *Nouveau Testament* est entreprise sous l'égide de l'Empereur Constantin, cherchant à établir une nouvelle religion d'Empire... à laquelle lui-même ne se convertit qu'*in extremis*. Cette sélection, nécessairement orientée par l'arrière-plan politico-idéologique préalable, a par définition occulté une quantité importante d'autres sources. Les messages ne correspondant pas aux critères choisis sont de ce fait nommés "apocryphes" (secrets, cachés).

[52] *Le Mouvement du Libre-Esprit* est reproduit dans un autre de plus grande ampleur, *La Résistances au Christianisme,* dont s'est notamment inspiré Michel Onfray dans ses cours de l'Université populaire portant sur le sujet.

nous intéressent ici : les Adamites et Turlupins. Ceux-là abandonnent régulièrement leurs habits et la honte qui les accompagne pour vivre le plus simplement, le plus sainement et le plus pleinement possible (remettant notamment en question la notion de “travail”[53] et tout l’arrière-plan méritoire et pénitent qui le justifie).

Ils refusent par exemple l’institution du mariage et se réorganisent en “communautés de femmes”, comme chez les troglodytes évoqués par Kienné de Mongeot, où l’amour est libre (pas nécessairement sexuel, mais souvent juste syneisaktique, câlin).

Faute d’éléments précis à ce sujet, il est périlleux de dire qu’ils refondent des sociétés matristiques, car il y a de fortes chances que la simple connaissance de ce modèle familial soit effacée des mémoires pour laisser l’horizon culturel occupé par le seul couple primordial biblique...

Ces mouvements du *Libre-Esprit*, s’ils découlent fondamentalement d’une naturelle impulsion de révolte de l’âme humaine réagissant à la pression pudibonde croissante, puisent tout de même leur inspiration dans une forme plus ancienne de christianisme européen : le christianisme celtique. Les écrits du moine savant irlandais Jean Scot Érigène présentent une forme et un fond quasi opposés au catholicisme judéo-romain, qui ne dominera que plus tardivement.

Émergeant d’un clergé appartenant initialement à l’une des branche du Druidisme s’étant convertie de son propre chef[54] à la nouvelle religion, ce christianisme particulier se

---

[53] Non pas nécessairement l’activité en tant que telle, nourricière notamment (quoique plusieurs de ces mouvements suivaient la voie des ordres mendiants, voire pillards selon certaines accusations), mais l’idée d’esclavage et de torture expiatoire. L’étymologie même du mot “travail” fait référence au *tripalium*, instrument de torture à trois pieux pour punir les esclaves rebelles dans l’Antiquité.

[54] Lire à ce sujet *Le Christianisme celtique* de Jean Markale, éd. Imago, 1983.

manifeste matériellement par un monisme immanentisme caractérisé par l'absence de sexisme et de centralisation, conformément (selon eux) à l'exemple de la figure christique.

Ne croyant ni à l'hérédité du péché originel (et donc à la nécessité du salut), ni même à la figure du mal ou à la nature divine de Jésus, ce Christianisme encourage de ce fait chacun à suivre son exemple en faisant de son mieux, en écoutant son cœur. Sans employer la culpabilité traditionnellement utilisée par le Christianisme judéo-romain, il valorise au contraire et encourage les meilleurs élans de l'âme (comme on a pu le remarquer avec leur vision de la pratique syneisaktique ocytocinique).

Malgré l'éradication du christianisme celtique et des mouvements du *Libre-Esprit* par l'Église catholique romaine, cette impulsion philosophique naturelle continue à se manifester régulièrement, parfois de manière plus prudente vis-à-vis des institutions, à diverses reprises dans l'histoire. Les mystiques rhénans, (directement inspirés par le *Libre-Esprit*) tels que maître Eckhart, arrivent à affirmer habilement ce monisme à travers des sermons subtils. Ils évoquent un absolu au fond du cœur de l'homme conduisant à l'Être absolu où l'idée même de Dieu (et donc de séparation avec le divin) n'a plus de raison d'être. Plus tardivement encore, le panthéisme rationnel de Baruch Spinoza considère que Dieu est impersonnel et immanent au monde, autrement dit qu'Il est le monde.

Ce monisme panthéiste immanentiste a souvent été accusé, à tort ou à raison, d'athéisme. Si cette critique n'est pas entièrement fausse, cet athéisme ne relève cependant pas du nihilisme, car c'est sa compréhension du "divin" qui est différente.

Il n'est plus séparé, extrait et mis au-dessus de la matière, mais il désigne finalement et simplement le fascinant mouvement de la Vie et la beauté de la "Nature naturante"[55] dont nous faisons intégralement partie...

6. Nudité archétypique

Il est difficile de remonter beaucoup plus loin dans l'histoire pour connaître le rapport qu'entretenaient les précédentes cultures avec la nudité.

Dans leur majorité, elles n'ont probablement pas eu à développer d'impulsion nudiste du fait de l'absence de répression de la nudité, la notion n'existant peut-être même pas ou alors ne revêtant pas la même signification d'amoindrissement ou de honte. Cependant, les représentations artistiques incluant la nudité sont pratiquement universelles et aussi vieilles que l'humanité, et toutes porteuses d'un sens profond dans lequel se reconnaît le nudisme, celui de l'essence de l'être[56], présenté ou questionné par le *Nu*, genre artistique à la symbolique forte, qui fascine et interpelle toujours autant et qui est au cœur de ma démarche créative personnelle pour ces raisons.

Par ailleurs, si la plupart des peuples aimait se parer d'une manière ou d'une autre, ce n'était certainement pas

---

[55] La notion même de Nature, dont on a déjà vu l'étymologie, est spirituellement instructive : loin de revêtir un aspect fixiste étouffant, sa racine "nat-" fait référence à la naissance, et le suffixe "-ure" désigne à la fois un ensemble et un processus. Elle fait donc référence au dynamisme de la Vie naissant et donnant naissance en permanence, partout, à commencer par la moindre de nos cellules.

[56] Je reprends ici le slogan très bien inspiré "Le Nu, l'Essence de l'Être" de l'association *Imaginat* (www.imaginat.fr), focalisée sur le *Nu* qui jette un pont entre nature et culture, si souvent opposés).

dans le but de nier le corps en l'occultant, mais plutôt dans celle de l'embellir, de l'honorer et surtout de lui ajouter un signifiant culturel.

On retrouve cependant, dans les mythes de nombreuses cultures, une référence à une humanité sauvage, ancestrale, qui effraye et fascine à la fois par la nudité brute, dépouillée de tout artifice, qui la symbolise.

Le mythe médiéval des hommes (et femmes) sauvages en est un exemple. Vivant entièrement nus au fond des forêts, ils sont souvent représentés recouverts de poils et armés d'un gourdin (bruts, sans aucune élaboration technique ni raffinement artistique). Communiquant avec les arbres et les animaux, ils rebutent et inquiètent les civilisés pour la "folie" de leur animalité libre et indomptée, mais sont réputés et recherchés pour leur sagesse... sans doute pour la connexion qu'ils entretiennent avec la nature dans laquelle ils sont immergés en permanence. Elle est aussi sans doute liée à la modestie et la discrétion manifeste de leur mode de vie qui n'a pas la prétention de se démarquer ni même de s'extraire de la nature pour la contrôler et s'en glorifier en y laissant son empreinte. Ils n'ont au contraire pour seule ambition que de lui obéir et se mettre à son service[57].

---

[57] N'oublions pas non plus que si les naturistes l'ont employé dans un sens sanitaire, le terme de "naturisme" peut également revêtir un sens spirituel caractérisant un culte, autrement dit une relation directe et privilégiée entre l'être humain et la Nature. Ce type de religion naturelle n'a pas besoin de théologie complexe car elle demeure très intuitive et personnelle. Elle est souvent très poétique, à l'instar de la tradition des Daïnas Lettones (cf. *Dainas, poèmes lettons* de Nadine Vitols Dixon, éd. de l'Archange Minotaure, 2004), ces petits poèmes contemplatifs qui mêlent en quelques vers les amours humaines aux cycles de la Nature.

Cette sagesse, revêtant l'aura magique des faunes et des fées (et participant très certainement du même archétype), n'empêche aucunement les civilisés qui la prisent d'en tuer les porteurs après les avoir capturés, séquestrés, questionnés sous la torture, violées quand il s'agit de femmes…

Cet archétype de l'humanité sauvage est instructif à plus d'un titre quant à sa nature et le sort qui lui est réservé. La fascination qu'il suscite provient de l'écho que cette image fait résonner dans notre âme profonde : cette aspiration à la liberté naturelle de l'état originel, où la nudité exprime la connexion à la nature, rendue cruellement inaccessible par les impératifs de dénaturation de certaines cultures, plongeant les individus dans une grande souffrance et une nostalgie inavouée.

Cette meurtrissure peut conduire à la folie. Comme toute maladie comprise sous l'angle hygiéniste, elle signale le déséquilibre et surtout participe au processus de guérison. Ainsi, le très sage Merlin qui, pris de folie suite au traumatisme laissé par le spectacle inhumain de batailles sanglantes auxquelles il a assisté et même participé, s'enfuit instinctivement dans la forêt pour vivre comme un animal sauvage, retrouver son équilibre... et même y acquérir des pouvoirs.

Le rejet qu'éprouvent les "civilisés" à l'égard de la sauvagerie (symbolisé par le traitement réservé au mythique sauvage), provient du réflexe conditionné issu du dressage éducatif dont nous avons déjà parlé. Ainsi, ces mythes révèlent la maltraitance que les cultures dominatrices opèrent sur leurs sujets et les civilisés ne sont finalement que des sauvages dressés ayant survécu à leur captivité, mais qui s'en trouvent profondément malheureux…

La philosophie nudiste n'a pas nécessairement pour ambition de nous faire renoncer à la civilisation pour nous ramener à l'état sauvage, ni de proposer un nouveau principe spirituel auquel adhérer aveuglément.

En revanche, elle cherche à mettre le doigt sur cette part de nous qui a impérieusement besoin de retrouver (ne serait-ce que ponctuellement) sa nature sauvage, nue, libre, indomptée, innocente, sensible, ainsi que de soulever le voile occultant les mécanismes idéologiques néfastes qui perturbent complètement nos perceptions et notre équilibre.

Conclusion

À travers le travail de réhabilitation de la nudité bénéfique à chacun, le nudisme œuvre surtout à rétablir une juste compréhension de la nature humaine.

Notre culture idéaliste nous incite à la méfiance vis-à-vis de notre nature qu'elle croit bancale, mal fichue, dysfonctionnelle, pour ne pas dire en partie voire totalement mauvaise. Elle nous incite à lutter contre elle au quotidien, illustrant cette conviction par les forfaits qui se perpétuent chaque jour, et ce depuis la nuit des temps, dit-on.

La plupart des optimistes se résignent, faute d'éléments probants venant raviver leur espoir intuitif, et les plus cyniques rêvent parfois d'une “solution finale” faisant disparaître notre espèce si peu viable…

C'est précisément et en premier lieu cette croyance que le nudisme a pour but de récuser et démonter, car sans confiance en la nature humaine, alimentée par la compréhension de ses capacités *et* de ses limites, il est effectivement impossible de lui rendre sa liberté… et surtout de lui en restituer les conditions nécessaires.

L'hygiénisme du discours naturiste l'affirme haut et fort : l'homme est bel et bien viable, parfaitement conçu par la nature pour vivre l'harmonie. Il est doté de l'impulsion nécessaire pour retrouver l'équilibre à condition qu'on lui en donne les moyens, ou plus précisément qu'on ne le prive pas de ce dont il a besoin pour bien fonctionner.

Ceci est valable tout autant sur le plan physique (homéostasie), que sur les plans psycho- et socio-affectifs. Tentons alors de comprendre ce qu'est l'animal humain et quels sont ses besoins. La nudité va jouer un grand rôle dans cette compréhension.

Précisons que le terme "animal" n'est pas employé ici dans un sens péjoratif, mais au contraire dans son sens étymologique le plus anoblissant : animal signifie "être doté de vie", c'est-à-dire à la fois de sensibilité (*anima*: âme) et d'intelligence (*animus* : esprit). Refuser de nous considérer comme des animaux revient à affirmer que nous sommes dépourvus de sensibilité et d'intelligence. Notre animalité est donc précisément ce qui fait notre humanité. À l'inverse, refuser cette sensibilité et cette intelligence aux autres espèces est un contresens étymologique, et accessoirement biologique.

L'humanité est depuis l'Antiquité reconnue comme étant nue, non seulement de par sa peau (presque, mais pas tout à fait) glabre, mais également par l'absence d'armes et de protections naturelles que sont les griffes, les crocs, les cornes, les sabots, la fourrure ou le cuir, les plumes ou les écailles.

En dépit de cet état de faiblesse et de fragilité manifeste, notre espèce a puisé sa force non pas dans des éléments ayant traits au combat, ni dans l'intelligence dont se gargarise notre culture, mais dans le développement d'une sociabilité extrêmement poussée qui fait de notre espèce une référence en la matière dans le monde animal.

Cette sociabilité vitale est mue par le désir/plaisir d'être et de fonctionner ensemble. Aussi, notre évolution programme en nous le désir altruiste et développe ces propensions à l'empathie (le désir du bien et donc du soin de l'autre), à la bienveillance (l'accueil de l'autre dans son altérité), au partage et à la collaboration. Toutes ces tendances sont qualifiées de “qualités humaines” par le langage populaire, reposant matériellement sur la stimulation de la production de l’ocytocine dont nous avons vu les causes et les effets.

Les valeurs morales universelles que nous défendons, regroupées sous le terme générique d’“Amour”, ne descendent pas du ciel comme un commandement extérieur et étranger à notre nature, mais proviennent au contraire du plus profond de notre biologie humaine.

Comment se fait-il alors que nous ne vivions pas cette pleine humanité au quotidien si toutes ces qualités font partie de notre nature instinctive?

Si l’humanité est bonne (bonté relative aux critères de notre propre espèce pour répondre à ses besoins), elle n’est par définition pas surhumaine pour autant. De ce fait, elle reste, comme tous les autres éléments de la nature, dotée d’une certaine fragilité organique ne lui permettant pas de fonctionner de façon optimale si les besoins qui assurent son bon fonctionnement sont frustrés.

Notre espèce, si sociable naturellement, va développer des comportements secondaires, relatifs à de possibles situations de crise (par définition momentanée) la mettant en conditions de survie. Des comportements antisociaux apparaissent parfois tels que la concurrence, la lutte entre congénères, l’agressivité (qui a toujours pour mobile l’autoprotection), pouvant aller jusqu’à la destruction de l’autre.

Ces conduites, si courantes et même prééminentes dans notre société, nous alertent sur l’état de survie généralisé et pérennisé, pour ne pas dire institutionnalisé, dans lequel nous vivons, malgré le confort et l'opulence apparents dont nous bénéficions. Ces bénéfices sont cependant illusoires, car ils ne sont pas gratuits et réclament au contraire que nous nous battions contre les autres et contre nous-mêmes pour y avoir accès, sans quoi nous ne les "méritons" pas.

Cette ambiance générale ne démontre pas que l'humanité soit mauvaise, mais que l'organisation sociale dans laquelle nous vivons la déshumanise. Alors que certaines idéologies cherchent à changer l'humain, prétendant vouloir le faire passer du statut d'infrahumain à celui de surhumain, le naturisme intégral, lui, veut ré-humaniser la société.

J'emploie le terme "réhumaniser" et non pas abolir, car le principe de société n'est pas mauvais en soi puisqu'il est un besoin de l'espèce et fait donc partie de sa nature.

Il en est de même pour la notion de *culture* trop souvent opposée à celle de *nature*, quand il n'est pas tout simplement clamé, avec aberration, que nous sommes des êtres purement culturels qui n'avons plus rien de naturel.

C'est oublier que la culture, quand bien même elle se dévoierait et s'inscrirait en contradiction avec la nature, est issue d'un processus de production culturelle collectif qui relève d'une capacité humaine parfaitement naturelle. Elle sert en premier lieu à affiner les relations sociales, puis à comprendre le monde et à trouver des stratagèmes pour l'aménager selon nos besoins naturels.

En plus de cela, qu'elle soit pro ou anti nature, toute culture reste profondément impactée par l'état de la biologie humaine, par ses humeurs basées sur sa neurochimie interne, elle-même réagissant à ce qui l'entoure.

Il en est de même de la controverse entre le *libre-arbitre* et le *déterminisme* : l'arbitrage sera d'autant plus libre et moins relatif qu'on prendra conscience des forts déterminismes, biologiques notamment, qui le conditionnent et qu'on comprendra leurs besoins pour en faire non pas des chaînes, mais des moteurs performants de la liberté.

Ainsi nous pourrions par exemple expliquer l'émergence de la pensée dualiste par rapport à un état physiologique maladif non soigné. L'idée qui prévaut dans les pensées dualistes spiritualistes, c'est que *le corps est l'enveloppe de l'âme*, dans laquelle cette dernière est enfermée, voire même prisonnière.

Cette image prise pour une réalité est, selon moi, un symbole psychologique résultant de la sensation physique du malaise, voire même de la douleur permanente générant un sentiment de mal-être et de souffrance de l'âme. Cette dernière aspire à quitter cet état oppressant, déboussolée par une culture offrant de mauvais outils de compréhension, et donc privée de moyens d'action pour régler le problème. Elle finit par ne plus trouver d'autres échappatoires que dans le désir de fuite impliquant la dissociation, en partie provoquée par le refoulement psychologique de l'inconfort physique.

Pour que le corps (re)devienne non plus la geôle de l'âme mais au contraire le temple dans lequel elle peut s'épanouir à nouveau, il faut en prendre soin, et c'est aussi ce que signifie l'adage "*Mens sana in corpore sano*" : c'est le corps sain qui fait l'esprit sain.

L'alimentation va jouer un grand rôle dans les sensations de l'être. J'ai eu l'occasion de ressentir, après quelques semaines d'alimentation 100 % physiologique un état "édénique" que je n'avais jamais vécu auparavant et que je n'aurais pas été capable d'imaginer. Cette expérience nécessite une période suffisamment longue pour permettre à tout le processus de se mettre en place, ce qui, dans notre contexte actuel, reste compliqué à mettre œuvre (je n'ai pu réitérer l'expérience).

J'ai pris conscience de tous les petits inconforts accumulés au quotidien dus à une digestion perturbée, à un organisme encrassé dont je me suis senti libéré pendant cette trop courte période. Physiquement, cela s'est manifesté par une plus grande propreté naturelle (moins de production de crasse sur la peau et les cheveux) ne nécessitant plus de savon, mais se satisfaisant juste de l'eau claire. Plus aucune odeur forte et au contraire un doux parfum naturel. Des selles inodores parfaitement moulées et qui ne laissent plus aucune trace, rendant le papier inutile. Une énergie plus importante (libérée par une digestion allégée), les idées plus claires, une sensibilité plus fine, plus d'entrain… Ce parfait fonctionnement, récompensé par une douce sensation de plaisir permanent, m'a fait goûter au réel bonheur, qui n'est pas une idée pouvant être actionnée par la seule volonté, mais un état physiologique…

Mes sensations dermiques étaient affinées et mes ardeurs sexuelles parfaitement apaisées, laissant émerger, sans plus aucun parasitage, l'état contemplatif optimal. *La nudité sensible unifiante retrouvait sa fonction pleine et entière.*

Cette expérience, extraordinaire, mais parfaitement naturelle pourtant, m'a offert un bref extrait de ce que pouvait être l'absolu du potentiel humain. Elle m'a suffi pour reprendre confiance -s'il en était encore besoin- en la nature humaine et la possibilité de son bonheur.

Le tout est de nous réorganiser de manière à sortir de l'état de survie, en rendant à nouveau accessibles les moyens permettant la réémergence naturelle de notre plein potentiel humain.

La chose est loin d'être impossible et c'est la mission à laquelle s'attachent le naturisme intégral et sa figure de proue, le nudisme…

… et je crois même que c'est notre espèce, à travers les impulsions qu'elle développe en nous, mais également la Nature, l'Univers et la Vie toute entière qui nous demandent d'entreprendre ce voyage de retour au paradis, si ce n'est terrestre, au moins humain...

Bibliographie

Ouvrages

CARTON P., 1925-1939. *Enseignements et traitements naturistes pratiques. Méthode hyppocratique-cartonnienne,* 6 tomes, Paris, Maloine.

DELOISON Y., 2004. *Préhistoire du piéton*, Paris, Plon.

DE SARRE F., 2014. *La bipédie initiale*, Paris, Hadès.

FOUGERAT-DE-DAVID-DE-LASTOURS F.A.J., 1927. *L'Homme et la Lumière*, 1927, 2nde éd., Paris, coll. de « Vivre ». Directeur M. Kienné de Mongeot.

GILLABERT E., BOURGEOIS P., HAAS Y., 2009. L'Évangile selon Thomas, Paris, Dervy.

HUMBERT J., 1930. *En pleine Vie*, Paris, éd. de Lutèce.

KIENNÉ DE MONGEOT M., 1931. *Beauté et Libre-Culture*, Paris, Éditions de Vivre.

1936. *La Nudité ou dix ans de lutte contre les préjugés qui tuent*, Paris, Éditions de « *Vivre-Santé* ».

1947. *L'abbé chez les nudistes*, Paris, Éditions de « Vivre d'Abord ! ».

1972. *La Révolte des Sexes, histoire de la Nudo-sexualité et le nudisme contemporain*, inédit, URL : http://vivredabord.blogspot.com/2017/01/la-revolte-des-sexes-livre-pdf-complet.html .

MARKALE J., 1983. *Le christianisme celtique*, Paris, Imago.

MORGAN E., 1994. *Les cicatrices de l'évolution*, Paris, Gaïa.

REICH W., 1986. *La fonction de l'orgasme*, Paris, L'Arche.

1999. *L'irruption de la morale sexuelle*, Paris, Payot.

VANEIGEM R., 1993. *La résistance au christianisme. Les hérésies, des origines au XVIIIe siècle*, Paris, Fayard.
VITOLS DIXON N., 2004. *Daïnas lettones*, Paris, Archange Minotaure.

Revues

Revues *Vivre, Vivre-Santé, Vivre Intégralement, Vivre d'Abord !, Eros,* 1926-1962, dirigée par M. Kienné de Mongeot et le Dr M. Viard.

Table des matières

Deuxième Partie **71**

L'HARMATTAN ITALIA
Via Degli Artisti 15; 10124 Torino
harmattan.italia@gmail.com

L'HARMATTAN HONGRIE
Könyvesbolt ; Kossuth L. u. 14-16
1053 Budapest

L'HARMATTAN KINSHASA
185, avenue Nyangwe
Commune de Lingwala
Kinshasa, R.D. Congo
(00243) 998697603 ou (00243) 999229662

L'HARMATTAN CONGO
67, av. E. P. Lumumba
Bât. – Congo Pharmacie (Bib. Nat.)
BP2874 Brazzaville
harmattan.congo@yahoo.fr

L'HARMATTAN GUINÉE
Almamya Rue KA 028, en face
du restaurant Le Cèdre
OKB agency BP 3470 Conakry
(00224) 657 20 85 08 / 664 28 91 96
harmattanguinee@yahoo.fr

L'HARMATTAN MALI
Rue 73, Porte 536, Niamakoro,
Cité Unicef, Bamako
Tél. 00 (223) 20205724 / +(223) 76378082
poudiougopaul@yahoo.fr
pp.harmattan@gmail.com

L'HARMATTAN CAMEROUN
TSINGA/FECAFOOT
BP 11486 Yaoundé
699198028/675441949
harmattancam@yahoo.com

L'HARMATTAN CÔTE D'IVOIRE
Résidence Karl / cité des arts
Abidjan-Cocody 03 BP 1588 Abidjan 03
(00225) 05 77 87 31
etien_nda@yahoo.fr

L'HARMATTAN BURKINA
Penou Achille Some
Ouagadougou
(+226) 70 26 88 27

L'HARMATTAN SÉNÉGAL
10 VDN en face Mermoz, après le pont de Fann
BP 45034 Dakar Fann
33 825 98 58 / 33 860 9858
senharmattan@gmail.com / senlibraire@gmail.com
www.harmattansenegal.com

www.ingramcontent.com/pod-product-compliance
Lightning Source LLC
LaVergne TN
LVHW051355061026
849535LV00009B/3198